本草纲目

线装国学馆

第一卷

线装国学馆

本草纲目

本草纲目

线装国学馆

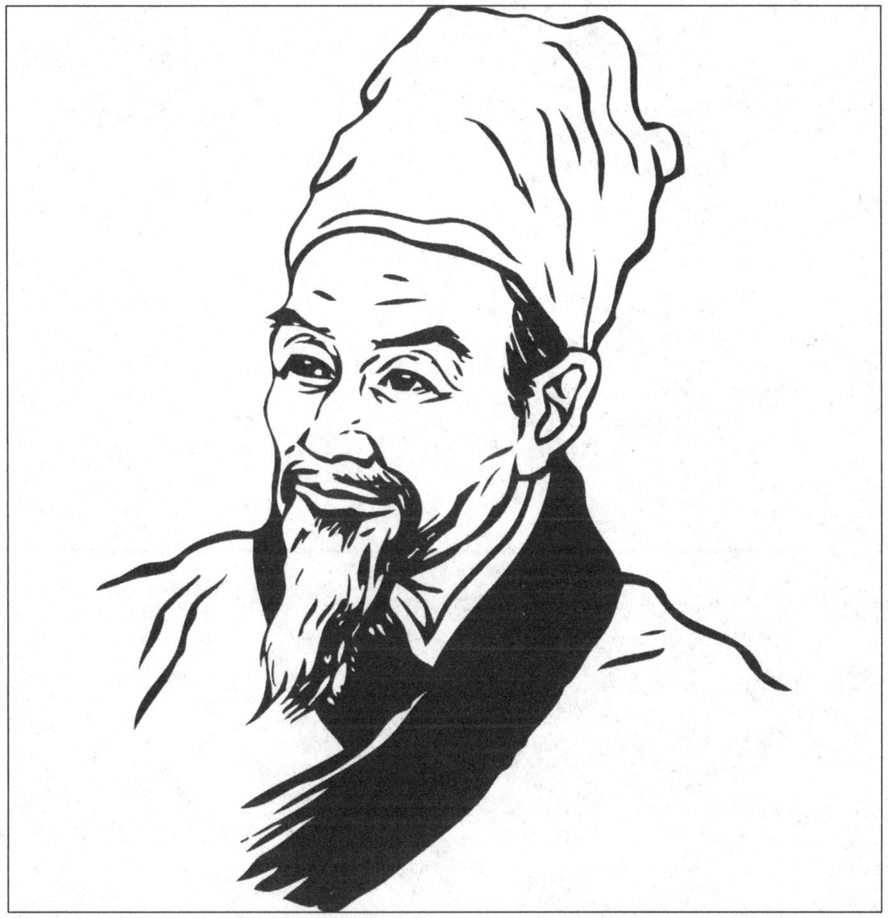

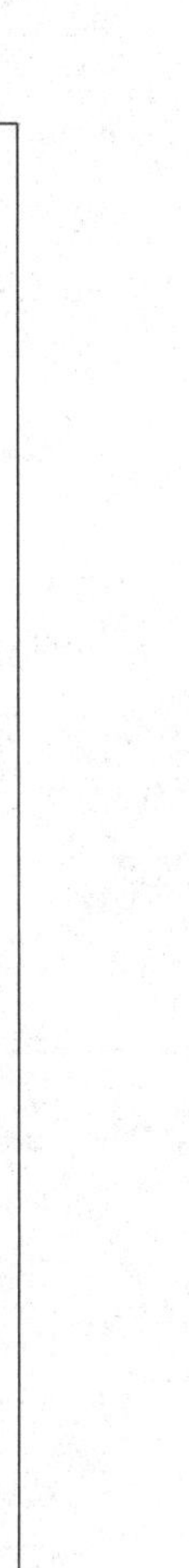

图书在版编目（CIP）数据

本草纲目 /《线装国学馆》编委会编. —— 北京：中国画报出版社，2019.5

（线装国学馆）

ISBN 978-7-5146-1619-4

Ⅰ. ①本… Ⅱ. ①线… Ⅲ. ①《本草纲目》Ⅳ. ①R281.3

中国版本图书馆 CIP 数据核字 (2018) 第 109794 号

线装国学馆·本草纲目

◎出版人 于九涛

◎原　著 ［明］李时珍

◎编　著 线装国学馆编委会

◎责任编辑 郭翠青

◎出版发行 中国画报出版社

◎地　址 中国北京市海淀区车公庄西路三十三号

◎电　话 〇一〇-八八四一七三五九

◎印　刷 三河市文通印刷包装有限公司

◎监　印 焦洋

◎开　本 十六开（889×1194）

◎字　数 四百零二千字

◎印　张 四十

◎版　次 二〇一九年五月第一版

◎印　次 二〇一九年五月第一次印刷

◎书　号 ISBN 978-7-5146-1519-4

◎定　价 一百九十八元（全四卷）

序言

本草纲目序

纪称：望龙光，知古剑；觇宝气，辨明珠。故萍实商羊，非天明莫洞。厥后博物称华，辨字称康，析宝玉称倚顿，亦仅仅晨星耳。楚蕲阳李君东璧，一日过予弇山园谒予，留饮数日。予窥其人，晬然貌也，癯然身也，津津然谈议也，真北斗以南一人。解其装，无长物，有《本草纲目》数十卷。谓予曰：时珍，荆楚鄙人也。幼多羸疾，质成钝椎；长耽典籍，若啖蔗饴。遂渔猎群书，搜罗百氏。凡子史经传，声韵农圃，医卜星相，乐府诸家，稍有得处，辄著数言。古有本草一书，自炎皇及汉、梁、唐、宋，下迨国朝，注解群氏旧矣。第其中舛谬差讹遗漏，不可枚数，乃敢奋编摩之志，僭纂述之权。岁历三十稔，书考八百余家，稿凡三易。复者芟之，阙者缉之，讹者绳之。旧本一千五百一十八种，今增药三百七十四种，分为一十六部，著成五十二卷。虽非集成，亦粗大备，僭名曰《本草纲目》，愿乞一言以托不朽。予开卷细玩，每药标正名为纲，附释名为目，正始也。次以集解、辨疑、正误，详其土产形状也。次以气味、主治、附方，著其体用也。上自坟、典，下及传奇，凡有相关，靡不备采。如入金谷之园，种色夺目；如登龙君之宫，宝藏悉陈；如对冰壶玉鉴，毛发可指数也。博而不繁，详而有要，综核究竟，直窥渊海。兹岂仅以医书觏哉，实性理之精微，格

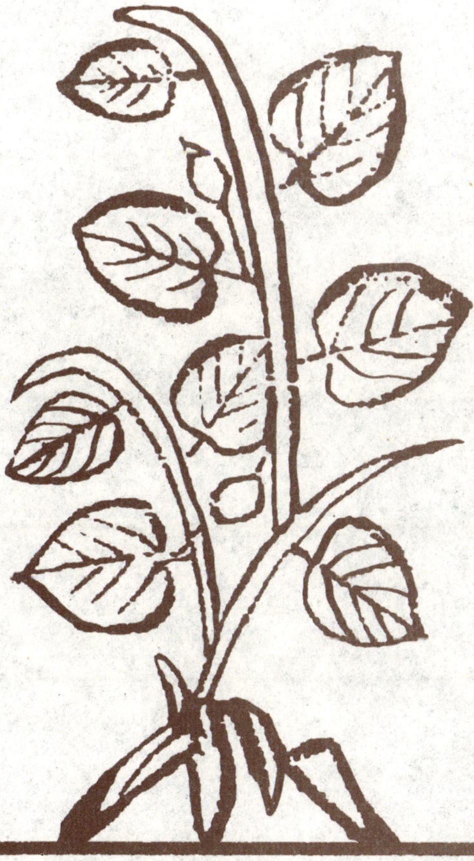

物之通典，帝王之秘箓，臣民之重宝也。李君用心加惠何勤哉。噫！碱玉莫剖，朱紫相倾，弊也久矣。故辨专车之骨，必俟鲁儒；博支机之石，必访卖卜。予方著弇州卮言，恚博古如丹铅卮言后乏人也，何幸睹兹集哉。兹集也，藏之深山石室无当，盍锲之，以共天下后世味太玄如子云者。

时万历岁庚寅春上元日，弇州山人凤洲王世贞拜撰。

本草纲目

目录

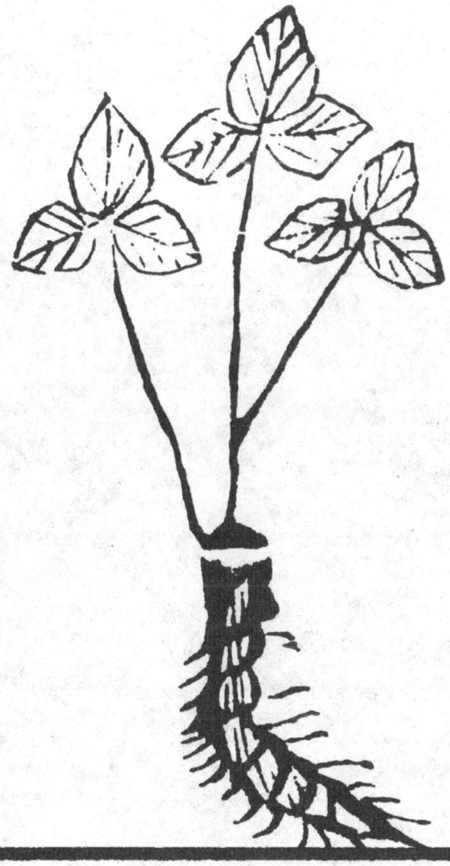

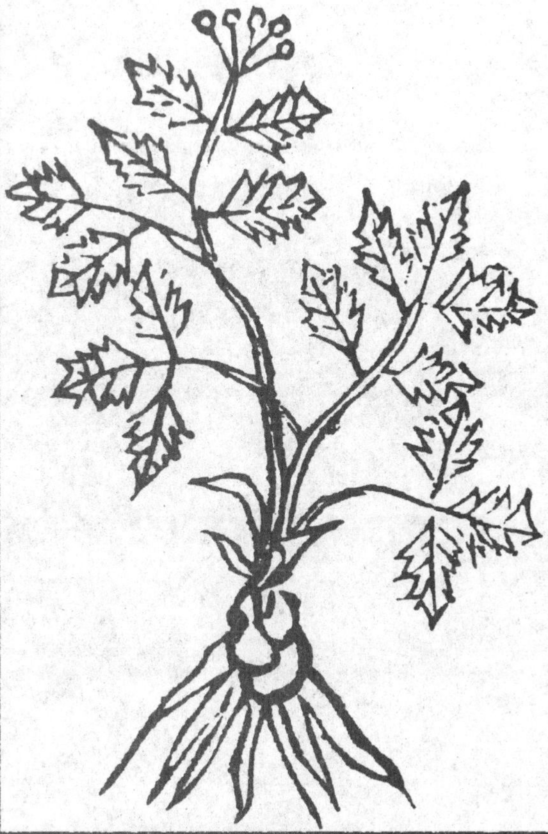

线装国学馆

本草纲目

本草纲目

目录

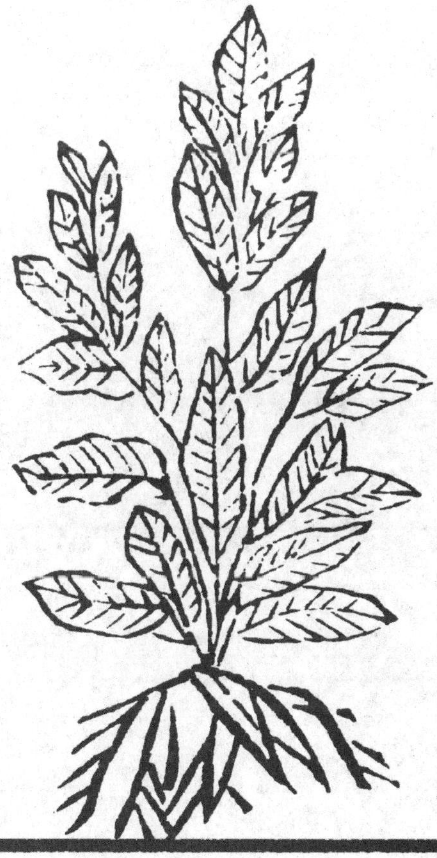

目录

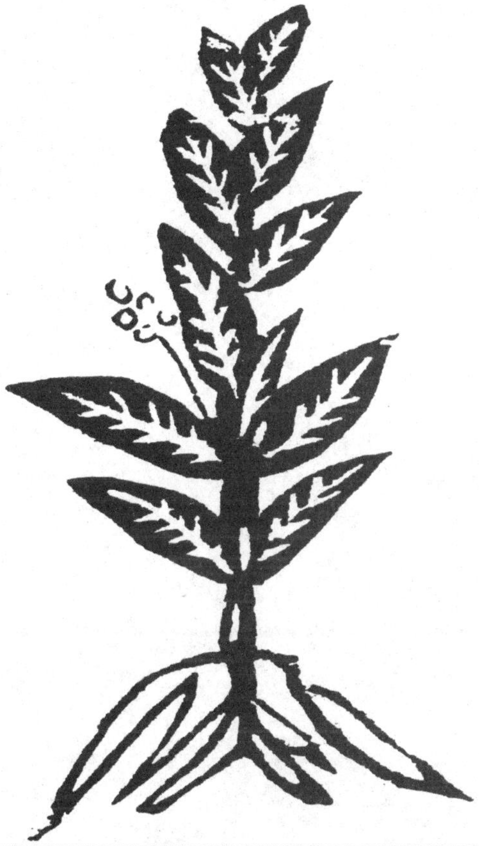

本草纲目

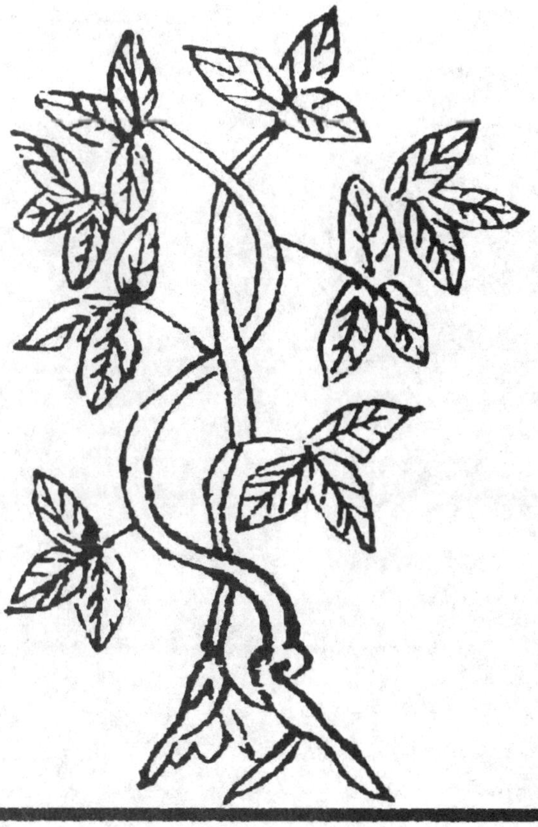

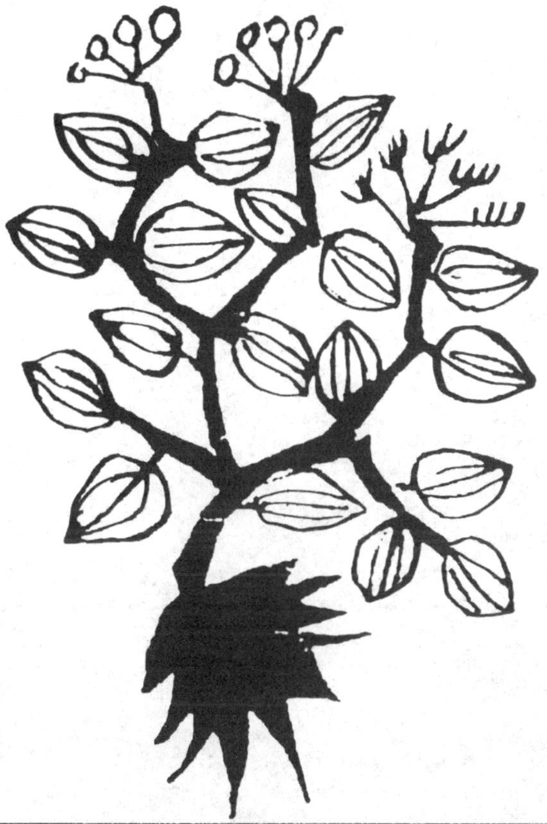

草部

甘草

【释名】蜜甘、蜜草、美草、灵通、国老。

弘景曰：此草最为众药之主，经方少有不用者，犹如香中有沉香也。国老，即帝师之称，虽非君而为君所宗，是以能安和草石而解诸毒也。

甄权曰：诸药中甘草为君，治七十二种乳石毒，解一千二百般草木毒，调和众药有功，故有国老之号。

【集解】《别录》曰：甘草，生河西川谷积沙山及上郡。二月、八月除日采根，曝干，十日成。

李时珍曰：按：沈括《笔谈》云：《本草注》引《尔雅》蘦大苦之注。为甘草者，非矣。郭璞之注，乃黄药也，其味极苦，故谓之大苦，非甘草也。甘草枝叶悉如槐，高五六尺，但叶端微尖而糙涩，似有白毛，结角如相思角，作一本生，至熟时角拆，子扁如小豆，极坚，齿啮不破，今出河东西界。寇氏《衍义》亦取此说，而不言大苦非甘草也。以理度之，郭说形状殊不相类，沈说近之。今人惟以大径寸而结紧断纹者，为佳，谓之粉草；其轻虚细小者，皆不及之。镏绩《霏雪录》言：安南甘草大者如柱，土人以架屋，不识果然否也？

▷根

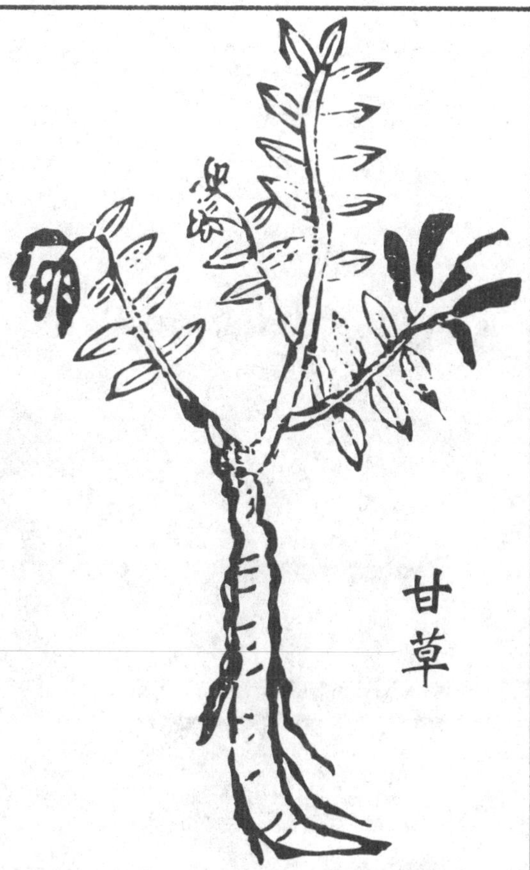
甘草

【修治】雷敩曰：凡使须去头、尾尖外，其头、尾吐人。每用切长三寸，擘作六七片，入瓷器中盛，用酒浸蒸，从巳至午，取出曝干，锉细用。一法：每斤用酥七两涂炙，酥尽为度。又法：先炮令内外赤黄用。

时珍曰：方书炙甘草皆用长流水蘸湿炙之，至熟，刮去赤皮，或用浆水炙熟，未有酥炙、酒蒸者。大抵补中，宜炙用；泻火，宜生用。

【气味】甘，平，无毒。

时珍曰：甘草与藻、戟、遂、芫四物相反，而胡洽居士治痰澼，以十枣汤加甘草、大黄，乃是痰在膈上，欲令通泄，以拔去病根也。东垣李杲治项下结核，消肿溃坚汤加海

藻。丹溪朱震亨治劳瘵，莲心饮用芫花。二方俱有甘草，皆本胡居士之意也。故陶弘景言古方亦有相恶、相反，乃不为害。非妙达精微者，不知此理。

【主治】五脏六腑寒热邪气，坚筋骨，长肌肉，倍气力，金疮肿，解毒。久服轻身延年。

温中下气，烦满短气，伤脏咳嗽，止渴，通经脉，利血气，解百药毒，为九土之精，安和七十二种石，一千二百种草。

主腹中冷痛，治惊痫，除腹胀满，补益五脏，肾气内伤，令人阴不痿，主妇人血沥腰痛。凡虚而多热者，加用之。

安魂定魄，补五劳七伤，一切虚损，惊悸烦闷健忘，通九窍，利百脉，益精养气，壮筋骨。

生用，泻火热；熟用，散表寒，去咽痛，除邪热，缓正气，养阴血，补脾胃，润肺。

吐肺痿之脓血，消五发之疮疽。

解小儿胎毒惊痫，降火止痛。

▷梢

【主治】生用，治胸中积热，去茎中痛，加酒煮玄胡索、苦楝子，尤妙。

▷头

小儿热嗽：甘草二两，猪胆汁浸五宿，炙，研末，蜜丸绿豆大。食后薄荷汤下十丸。名凉膈丸。

初生解毒：小儿初生，未可便与朱砂、蜜。只以甘草一指节长，炙碎，以水二合，煮取一合，以绵染点儿口中，可为一蚬壳，当吐出胸中恶汁。此后待儿饥渴，更与之。令儿智慧，无病，出痘稀少。

初生便闭：甘草、枳壳（煨）各一钱，水半盏，煎服。

小儿撮口发噤：用生甘草二钱半，水一盏，煎六分，温服。令吐痰涎，后以乳汁点儿口中。

婴儿目涩：月内目闭不开，或肿羞明，或出血者，名慢肝风。用甘草一截，以猪胆汁炙为末。每用米泔调少许，灌之。

小儿遗尿：大甘草头，煎汤，夜夜服之。

小儿尿血：甘草一两二钱，水六合，煎二合，一岁儿一日服尽。

小儿羸瘦：甘草三两，炙焦为末，蜜丸绿豆大。每温水下五丸，日二服。

大人羸瘦：甘草三两（炙）。每旦以小便煮三四沸，顿服之。良。

赤白痢下：崔宣州衍所传方：用甘草一尺，炙，劈破，以淡浆水蘸，水一升半，煎取八合，服之立效。梅师

导毒。

【主治】生用，能行足厥阴、阳明二经污浊之血，消肿

主痈肿，宜入吐药。

【发明】时珍曰：甘草外赤中黄，色兼坤离；味浓气薄，资全土德。协和群品，有元老之功；普治百邪，得王道之化。赞帝力而人不知，敛神功而己不与，可谓药中之良相也。然中满、呕吐、酒客之病，不喜其甘；而大戟、芫花、甘遂、海藻，与之相反。是亦迂缓不可以救昏昧，而君子尝见嫉于宵人之意欤？

【附方】伤寒心悸，脉结代者：甘草二两。水三升，煮一半，服七合。日一服。

伤寒咽痛：少阴证，甘草汤主之。用甘草二两（蜜水炙）。水二升，煮一升半，服五合。日二服。

肺热喉痛有痰热者：甘草（炒）二两，桔梗（米泔浸一夜）一两。每服五钱，水一钟半，入阿胶半片，煎服。

肺痿多涎：肺痿吐涎沫，头眩，小便数而不咳者，肺中冷也，甘草干姜汤温之。甘草（炙）四两，干姜（炮）二两。水三升，煮一升五合，分服。

肺痿久嗽涕唾多，骨节烦闷，寒热：以甘草三两（炙），捣为末。每日取小便三合，调甘草末一钱，服之。

方：用甘草一两（炙），肉豆蔻七个（煨）。锉。以水三升，煎一升，分服。

痈疽秘塞：生甘草二钱半，井水煎服，能疏导下恶物。

黄耆

【释名】黄芪、戴糁、戴椹、芰草、百本、王孙。

时珍曰：耆，长也。黄耆色黄，为补药之长，故名。今俗通作黄耆。或作蓍者，非矣。蓍，乃蓍龟之蓍，音尸。王孙与牡蒙同名异物。

【集解】《别录》曰：黄耆，生蜀郡山谷、白水、汉中。二月、十月采，阴干。

时珍曰：黄耆，叶似槐叶而微尖小，又似蒺藜叶而微阔大，青白色。开黄紫花，大如槐花。结小尖角，长寸许。根长二三尺，以紧实如箭竿者为良。嫩苗亦可渫淘茹食。其子收之，十月下种，如种菜法亦可。

【修治】敩曰：凡使勿用木耆草，真相似，只是生时叶短并根横也。须去头上皱皮，蒸半日，擘细，于槐砧上锉用。

时珍曰：今人但捶扁，以蜜水涂炙数次，以熟为度。亦有以盐汤润透，器盛，于汤瓶蒸熟切用者。

本草纲目

▷根

【气味】甘，微温，无毒。

白水者冷，补。

元素曰：味甘，气温、平。气薄味厚，可升可降，阴中阳也。入手足太阴气分，又入手少阳、足少阴命门。

之才曰：茯苓为之使，恶龟甲、白鲜皮。

【主治】痈疽久败疮，排脓止痛，大风癞疾，五痔鼠瘘，补虚，小儿百病。

妇人子脏风邪气，逐五脏间恶血，补丈夫虚损，五劳羸瘦，止渴，腹痛泄痢，益气，利阴气。

主虚喘，肾衰耳聋，疗寒热，治发背，内补。

助气壮筋骨，长肉补血，破症癖，瘰疬瘿赘，肠风血崩，带下赤白痢，产前后一切病，月候不匀，痰嗽，头风热毒赤目。

治虚劳自汗，补肺气，泻肺火、心火，实皮毛，益胃气，去肌热及诸经之痛。

主太阴疟疾，阳维为病，苦寒热；督脉为病，逆气里急。

【发明】弘景曰：出陇西者，温补；出白水者，冷补。又有赤色者，可作膏，用消痈肿。

嘉谟曰：人参补中，黄耆实表。凡内伤脾胃，发热恶寒，吐泄怠卧，胀满痞塞，神短脉微者，当以人参为君，黄耆为臣；若表虚自汗亡阳，溃疡痘疹阴疮者，当以黄为君，人参为臣，不可执一也。

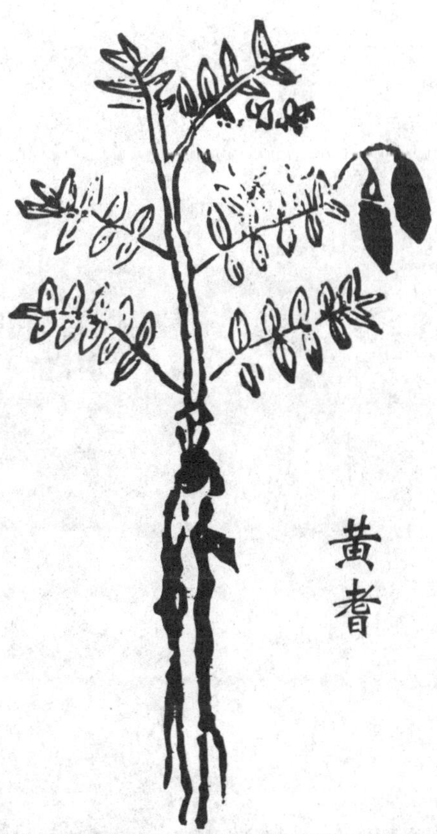

【附方】小便不通：绵黄耆二钱。水二盏，煎一盏，温服。小儿减半。

酒疸黄疾：心下懊痛，足胫满，小便黄，饮酒发赤黑黄斑，由大醉当风，入水所致。黄耆二两，木兰一两。为末。酒服方寸匕，日三服。

气虚白浊：黄耆（盐炒）半两，茯苓一两。为末。每服一钱，白汤下。

老人秘塞：绵黄耆、陈皮（去白）各半两。为末。每服三钱，用大麻子一合，研烂，以水滤浆，煎至乳起，入白蜜一匙，再煎沸，调药空心服，甚者不过二服。此药不冷不热，常服无秘塞之患，其效如神。

肠风泻血：黄耆、黄连等分，为末。面糊丸绿豆大。每服三十丸，米汤下。

尿血沙淋，痛不可忍：黄耆、人参等分，为末，以大萝卜一个，切一指厚大，四五片，蜜二两，淹炙令尽，不令焦，点末，食无时，以盐汤下。

吐血不止：黄耆二钱半，紫背浮萍五钱。为末。每服一钱，姜、蜜水下。

咳嗽脓血咽干：乃虚中有热，不可服凉药。以好黄耆四两，甘草一两，为末。每服二钱，点汤服。

肺痈得吐：黄耆二两，为末。每服二钱，水一中盏，煎至六分，温服，日三四服。

甲疽疮脓，生足趾甲边，赤肉突出，时常举发者：黄耆二两，蔄茹一两。醋浸一宿，以猪脂五合，微火上煎取二合，绞去滓，以封疮口上，日三度，其肉自消。

胎动不安腹痛，下黄汁：黄耆、川芎各一两，糯米一合。水一升，煎半升，分服。

阴汗湿痒：绵黄耆，酒炒为末。以熟猪心点吃，妙。

痈疽内固：黄耆、人参各一两，为末。入真龙脑一钱，用生藕汁和丸绿豆大。每服二十丸，温水下，日三服。

人参

【释名】黄参、血参、人衔、鬼盖、神草、土精、地精、海腴、皱面还丹。

时珍曰：人蓡年深，浸渐长成者，根如人形，有神，故谓之人蓡、神草。蓡字，从蓡，亦浸渐之义。蓡，即浸字，后世因字文繁，遂以参星之字代之，从简便尔。然承误日久，亦不能变矣，惟张仲景《伤寒论》尚作蓡字。《别录》一名人衔，衔乃蓡字之讹也。其成有阶级，故曰人衔。其草背阳向阴，故曰鬼盖。其在五参，色黄属土，而补脾胃，生阴血，故有黄参、血参之名。得地之精灵，故有土精、地精之名。《广五行记》云：隋文帝时，上党有人宅后每夜闻人呼声，求之不得。去宅一里许，见人参枝叶异常，掘之入地五尺，得人参，一如人体，四肢毕备，呼声遂绝。观此，则土精之名，尤可证也。《礼斗威仪》云：下有人参，上有紫气。《春秋运斗枢》云：摇光星散而为人参。人君废山渎之利，则摇光不明，人参不生。观此，则神草之名，又可证矣。

【集解】《别录》曰：人参生上党山谷及辽东。二月、四月、八月上旬采根，竹刀刮，曝干，无令见风。根如人形者，有神。

时珍曰：上党，今潞州也。民以人参为地方害，不复采取。今所用者，皆是辽参。其高丽、百济、新罗三国，今皆属于朝鲜矣。其参犹来中国互市，亦可收子，于十月下种，如种菜法。秋冬采者，坚实；春夏采者，虚软，非地产有虚实也。辽参，连皮者，黄润色如防风；去皮者，坚白如粉；伪者，皆以沙参、荠苨、桔梗采根造作乱之。沙参，体虚无心而味淡；荠苨，体虚无心；桔梗，体坚有心而味苦；人参，体实有心而味甘，微带苦，自有余味，俗名金井玉阑也。其似人形者，谓之孩儿参，尤多赝伪。宋苏颂《图经本草》所绘潞州者，三桠五叶，真人参也；其滁州者，乃沙参之苗叶；沁州、兖州者，皆荠苨之苗叶。其所云江淮士人参者，亦荠苨也，并失之详审。今潞州者尚不可得，则他处者尤不足信矣。近又有薄夫以人参先浸取汁自啜，乃晒干复售，谓之汤参，全不任用，不可不察。考月池翁，讳言闻，字子郁，衔太医吏目。尝著《人参传》上、下卷甚详，不能备录，亦略节要语于下条云耳。

【修治】弘景曰：人参易蛀蚛，惟纳新器中密封，可经年不坏。

炳曰：人参频见风日则易蛀，惟用盛过麻油瓦罐，泡净焙干，入华阴细辛，与参相间收之，密封，可留经年。一法：用淋过灶灰，晒干罐收，亦可。

李言闻曰：人参生时背阳，故不喜见风日。凡生用，宜㕮咀；熟用，宜隔纸焙之，或醇酒润透，㕮咀，焙熟用，并忌铁器。

▷根

【气味】甘，微寒，无毒。

《别录》曰：微温。

普曰：神农：小寒；桐君、雷公：苦；黄帝、岐伯：

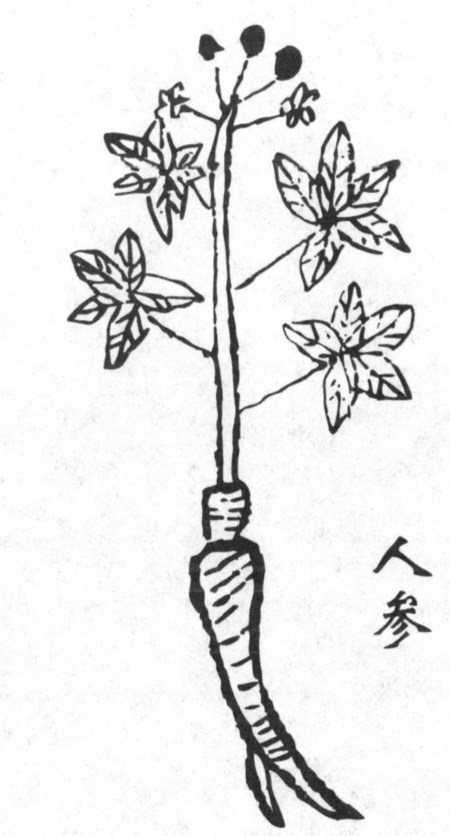

人参

甘，无毒。

元素曰：性温，味甘、微苦，气味俱薄，浮而升，阳中之阳也。又曰：阳中微阴。

之才曰：茯苓、马蔺为之使，恶溲疏、卤碱，反藜芦。一云：畏五灵脂，恶皂荚、黑豆，动紫石英。

元素曰：人参得升麻引用，补上焦之元气，泻肺中之火；得茯苓引用，补下焦之元气，泻肾中之火。得麦门冬，则生脉；得干姜，则补气。

杲曰：得黄耆、甘草，乃甘温除大热，泻阴火，补元气，又为疮家圣药。

震亨曰：人参入手太阴。与藜芦相反，服参一两，入藜芦一钱，其功尽废也。

【主治】补五脏，安精神，定魂魄，止惊悸，除邪气，明目开心益智。久服轻身延年。

疗肠胃中冷，心腹鼓痛，胸胁逆满，霍乱吐逆，调中，止消渴，通血脉，破坚积，令人不忘。

主五劳七伤，虚损痰弱，止呕哕，补五脏六腑，保中守神。消胸中痰，治肺痿及痫疾，冷气逆上，伤寒不下食，凡虚而多梦纷纭者加之。

止烦躁，变酸水。

消食开胃，调中治气，杀金石药毒。

治肺胃阳气不足，肺气虚促，短气少气，补中缓中，泻心、肺、脾、胃中火邪，止渴生津液。

治男妇一切虚症，发热自汗，眩晕头痛，反胃吐食，痎疟，滑泻久痢，小便频数淋沥，劳倦内伤，中风中暑，痿痹，吐血、嗽血、下血、血淋、血崩，胎前、产后诸病。

【发明】弘景曰：人参为药切要，与甘草同功。

好古曰：洁古老人言：以沙参代人参，取其味甘也。然人参补五脏之阳，沙参补五脏之阴，安得无异？虽云补五脏，亦须各用本脏药相佐使引之。

白飞霞云：人参炼膏服，回元气于无何有之乡。凡病后气虚及肺虚嗽者，并宜之。若气虚有火者，合天门冬膏对服之。

【正误】杨起曰：人参功载本草，人所共知。近因病者吝财薄医，医复算本惜费，不肯用参疗病，以致轻者至重，重者至危。然有肺寒、肺热、中满、血虚四症，只宜散寒、消热、消胀、补营，不用人参，其说近是；殊不知各加人参在内，护持元气，力助群药，其功更捷。若曰气无补法，则谬矣。古方治肺寒以温肺汤，肺热以清肺汤，中满以分消汤，血虚以养营汤，皆有人参在焉。所谓邪之所辏，其气必虚。又曰养正邪自除，阳旺则生阴血，贵在配

合得宜尔。庸医每谓人参不可轻用，诚哉庸也。好生君子，不可轻命薄医，医亦不可计利不用。书此奉勉，幸勿曰迂。

【附方】开胃化痰：不思饮食，不拘大人、小儿。人参（焙）二两，半夏（姜汁浸，焙）五钱，为末，飞罗面作糊，丸绿豆大。食后姜汤下三五十丸，日三服。圣惠方：加陈橘皮五钱。

胃寒气满：不能传化，易饥不能食。人参（末）二钱，生附子（末）半钱，生姜二钱，水七合，煎二合，鸡子清一枚，打转，空心服之。

脾胃虚弱，不思饮食：生姜半斤（取汁），白蜜十两，人参（末）四两，银锅煎成膏。每米饮调服一匙。

胃虚恶心或呕吐有痰：人参一两，水二盏，煎一盏，入竹沥一杯，姜汁三匙，食远温服，以知为度。老人尤宜。

胃寒呕恶不能腐熟水谷，食即呕吐：人参、丁香、藿香各二钱半，橘皮五钱，生姜三片，水二盏，煎一盏，温服。

反胃呕吐：饮食入口即吐，困弱无力，垂死者。上党人参三大两（拍破），水一大升，煮取四合，热服，日再。兼以人参汁，入粟米、鸡子白、薤白，煮粥与啖。李直方司勋，于汉南患此，两月余，诸方不瘥。遂与此方，当时便定。后十余日，遂入京师。绛每与名医论此药，难可为俦也。

食入即吐：人参半夏汤：用人参一两，半夏一两五钱，生姜十片，水一斗，以勺扬二百四十遍，取三升，入白蜜三合，煮一升半，分服。

霍乱呕恶：人参二两，水一盏半，煎汁一盏，入鸡子白一枚，再煎温服。一加丁香。

霍乱烦闷：人参五钱，桂心半钱，水二盏，煎服。

霍乱吐泻，烦躁不止：人参二两，橘皮三两，生姜一两，水六升，煮三升，分三服。

妊娠吐水，酸心腹痛，不能饮食：人参、干姜（炮）等分，为末，以生地黄汁和丸梧子大。每服五十丸，米汤下。

阳虚气喘：自汗盗汗，气短头晕。人参五钱，熟附子一两。分作四帖，每帖以生姜十片，流水二盏，煎一盏，食远温服。

喘急欲绝，上气鸣息者：人参末，汤服方寸匕，日五六服，效。

产后发喘：乃血入肺窍，危症也。人参（末）一两，苏木二两，水二碗，煮汁一碗，调参末服，神效。

产后血晕：人参一两，紫苏半两，以童尿、酒、水三合，煎服。

产后不语：人参、石菖蒲、石莲肉等分。每服五钱，水煎服。

产后诸虚，发热自汗：人参、当归等分为末，用猪腰子一个，去膜，切小片，以水三升，糯米半合，葱白二茎，煮米熟，取汁一盏，入药煎至八分，食前温服。

产后秘塞，出血多：以人参、麻子仁、枳壳（麸炒），为末，炼蜜丸梧子大。每服五十丸，米饮下。

横生倒产：人参（末）、乳香（末）各一钱，丹矾（末）五分。研匀，鸡子白一枚，入生姜自然汁三匙，搅匀，冷服，即母子俱安，神效。此施汉卿方也。

开心益智：人参（末）一两，炼成豮猪肥肪十两，以淳酒和匀。每服一杯，日再服。服至百日，耳目聪明，骨髓充盈，肌肤润泽，日记千言，兼去风热痰病。

闻雷即昏：一小儿七岁，闻雷即昏倒，不知人事，此气怯也。以人参、当归、麦门冬各二两，五味子五钱，水一斗，煎汁五升；再以水五升，煎滓，取汁二升，合煎成膏。每服三匙，白汤化下。服尽一斤，自后闻雷自若矣。

离魂异疾：有人卧则觉身外有身，一样无别，但不语。盖人卧则魂归于肝，此由肝虚邪袭，魂不归舍，病名曰离魂。用人参、龙齿、赤茯苓各一钱，水一盏，煎半盏，调飞过朱砂末一钱，睡时服。一夜一服，三夜后，真者气爽，假者即化矣。

怔忡自汗：心气不足也。人参半两，当归半两。用猪腰子二个，以水二碗，煮至一碗半，取腰子细切，人参、当归同煎至八分，空心吃腰子，以汁送下。其滓焙干为末，以山药末作糊，丸绿豆大。每服五十丸，食远枣汤下，不过两服即愈。此昆山神济大师方也。一加乳香二钱。

心下结气：凡心下硬，按之则无，常觉膨满，多食则吐，气引前后，噎呃不除，由思虑过多，气不以时而行则结滞，谓之结气。人参一两，橘皮（去白）四两，为末，炼蜜丸梧子大，每米饮下五六十丸。

房后困倦：人参七钱，陈皮一钱，水一盏半，煎八分，食前温服，日再服，千金不传。

虚劳发热：愚鲁汤：用上党人参、银州柴胡各三钱，大枣一枚，生姜三片，水一钟半，煎七分，食远温服，日再服，以愈为度。

沙参

【校正】并入《别录》有名未用部羊乳。

【释名】白参、知母、羊乳、羊婆奶、铃儿草、虎须、苦心。

时珍曰：沙参白色，宜于沙地，故名。其根多白汁，俚人呼为羊婆奶。《别录》有名未用，羊乳即此也。此物无心味淡，而《别录》一名苦心，又与知母同名，不知所谓也。铃儿草，象花形也。

【集解】《别录》曰：沙参，生河内川谷及冤句般阳续山，二月、八月采根，曝干。又名：羊乳，一名地黄，三月采，立夏后母死。

时珍曰：沙参处处山原有之。二月生苗，叶如初生小葵叶，而团扁不光。八九月抽茎，高一二尺。茎上之叶，则尖长如枸杞叶，而小有细齿。秋月叶间开小紫花，长二三分，状如铃铎，五出，白蕊，亦有白花者。并结实，大如冬青实，中有细子。霜后苗枯。其根生沙地者，长尺余，大一虎口；黄土地者，则短而小。根茎皆有白汁。八九月采者，白而实；春月采者，微黄而虚。小人亦往往絷蒸压实以乱人参，但体轻松，味淡而短耳。

▷根

【气味】苦，微寒，无毒。

《别录》曰：羊乳，温，无毒。

普曰：沙参，岐伯：咸；神农、黄帝、扁鹊：无毒。李当之：大寒。

好古曰：甘，微苦。

之才曰：恶防己，反藜芦。

【主治】血积惊气，除寒热，补中，益肺气。疗胸痹心腹痛，结热邪气头痛，皮间邪热，安五脏。久服利人。又云：羊乳，主头眩痛，益气，长肌肉。去皮肌浮风，疝气下坠，治常欲眠；养肝气，宣五脏风气。补虚，止惊烦，益心肺，并一切恶疮疥癣及身痒，排脓，消肿毒。清肺火，治久咳肺痿。

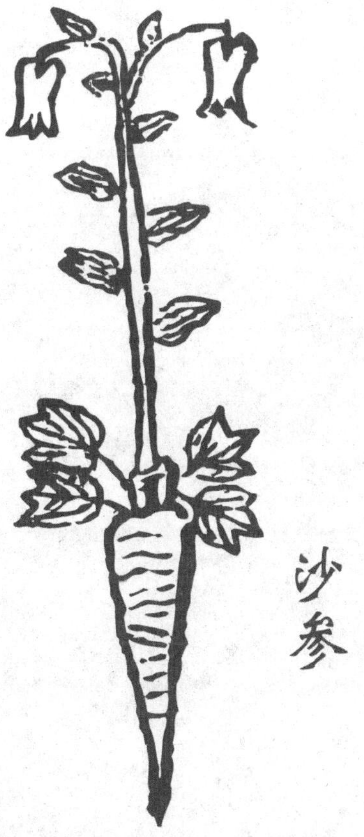

【发明】元素曰：肺寒者，用人参；肺热者，用沙参代之，取其味甘也。

时珍曰：人参甘苦温，其体重实，专补脾胃元气，因而益肺与肾，故内伤元气者宜之。沙参甘淡而寒，其体轻虚，专补肺气，因而益脾与肾，故金能受火克者宜之。一补阳而生阴，一补阴而制阳，不可不辨之也。

【附方】肺热咳嗽：沙参半两，水煎服之。

猝得疝气：小腹及阴中相引痛如绞，自汗出，欲死者。沙参，捣筛为末，酒服方寸匕，立瘥。

妇人白带：多因七情内伤，或下元虚冷所致。沙参为末，每服二钱，米饮调下。

淫羊藿

【释名】仙灵脾、放杖草、弃杖草、千两金、干鸡筋、黄连祖、三枝九叶草、刚草。

时珍曰：豆叶曰藿，此叶似之，故亦名藿。仙灵脾、千两金、放杖、刚前，皆言其功力也。鸡筋、黄连祖，皆因其根形也。柳子原文作仙灵毗，入脐曰毗，此物补下，于理尤通。

【集解】《别录》曰：淫羊藿生上郡阳山山谷。

恭曰：所在皆有。叶形似小豆而圆薄，茎细亦坚，俗名仙灵脾是也。

时珍曰：生大山中。一根数茎，茎粗如线，高一二尺。一茎三桠，一桠三叶。叶长二三寸，如杏叶及豆藿，面光背淡，甚薄而细齿，有微刺。

▷根叶

【修治】敩曰：凡使时呼仙灵脾，以夹刀夹去叶四畔花枝，每一斤用羊脂四两拌炒，待脂尽为度。

【气味】辛，寒，无毒。

普曰：神农、雷公：辛；李当之：小寒。

权曰：甘，平。可单用。

保升曰：性温。

时珍曰：甘、香、微辛，温。

之才曰：薯蓣、紫芝为之使，得酒良。

【主治】阴痿绝伤，茎中痛，利小便，益气力，强志。丈夫绝阳无子，女人绝阴无子，老人昏耄，中年健忘，一切冷风劳气，筋骨挛急，四肢不仁，补腰膝，强心力。

【发明】时珍曰：淫羊藿，味甘气香，性温不寒，能益精气，乃手足阳明、三焦、命门药也。真阳不足者，宜之。

【附方】仙灵脾酒：益丈夫兴阳，理腰膝冷。用淫羊藿一斤，酒一斗，浸三日，逐时饮之。

三焦咳嗽，腹满不饮食，气不顺：仙灵脾、覆盆子、五味子（炒）各一两，为末，炼蜜丸梧子大。每姜茶下二十丸。

目昏生翳：仙灵脾、生王瓜（即小栝蒌红色者）等分，为末。每服一钱，茶下，日二服。

病后青盲，日近者可治：仙灵脾一两，淡豆豉一百粒，水一碗半，煎一碗，顿服即瘳。

小儿雀目：仙灵脾根、晚蚕蛾各半两，炙甘草、射干各二钱半，为末。用羊子肝一枚，切开掺药二钱，扎定，以黑豆一合，米泔一盏，煮熟，分二次食，以汁送之。

痘疹入目：仙灵脾、威灵仙等分，为末，每服五分，米汤下。

牙齿虚痛：仙灵脾为粗末，煎汤频漱，大效。

仙茅

【释名】独茅、茅爪子、婆罗门参。

颂曰：其根独生。始因西域婆罗门僧献方于唐玄宗，故今江南呼为婆罗门参，言其功补如人参也。

【集解】珣曰：仙茅生西域。叶似茅。其根粗细有筋，或如笔管有节，文理黄色多涎。自武城来，蜀中诸州亦皆有之。

颂曰：今大庾岭、蜀川、江湖、两浙诸州亦有之。叶青如茅而软，且略阔，面有纵文。又似初生棕榈秧，高尺许。至冬尽枯，春初乃生。三月有花如卮子花，黄色，不结实。其根独茎而直，大如小指，下有短细肉根相附，外皮稍粗褐色，内肉黄白色。二月、八月采根，曝干用。衡山出者，花碧，五月结黑子。

时珍曰：苏颂所说详尽得之。但四、五月中抽茎四五寸，开小花深黄色六出，不似卮子。处处大山中有之。人惟取梅岭者用，而《会典》成都岁贡仙茅二十一斤。

▷根

【修治】敩曰：采得，以清水洗，刮去皮，于槐砧上用铜刀切豆许大，以生稀布袋盛，于乌豆水中浸一宿，取出，用酒拌湿蒸之，从巳至亥，取出曝干。勿犯铁器及牛乳，斑人鬓须。

大明曰：彭祖单服法：以竹刀刮切，糯米泔浸，去赤汁出毒后，无妨损。

【气味】辛，温，有毒。

珣曰：甘，微温，有小毒。

又曰：辛，平，宣而复补，无大毒，有小热、小毒。

【主治】心腹冷气不能食，腰脚风冷挛痹不能行，丈夫虚劳，老人失溺，男子益阳道。久服通神强记，助筋骨，益肌肤，长精神，明目。

治一切风气，补暖腰脚，清安五脏。久服轻身，益颜色。丈夫五劳七伤，明耳目，填骨髓。

开胃消食下气，益房事不倦。

【发明】时珍曰：按：《许真君书》云：仙茅久服长生。其味甘能养肉，辛能养肺，苦能养气，咸能养骨，滑能养肤，酸能养筋，宜和苦酒服之，必效也。又范成大《虞衡志》云：广西英州多仙茅，其羊食之，举体悉化为筋，不复有血肉，食之补人，名乳羊。沈括《笔谈》云：夏文庄公禀赋异于人，但睡则身冷如逝者，既觉须令人温之，良久乃能动。常服仙茅、钟乳、硫黄，莫知纪极。观此则仙茅盖亦性热，补三焦命门之药也。惟阳弱精寒、禀赋素怯者宜之。若体壮相火炽盛者服之，反能动火。按：张杲《医说》云：一人中仙茅毒，舌胀出口，渐大与肩齐。因以小刀剺之，随破随合，剺至百数，始有血一点出，曰可救矣。煮大黄、朴消与服，以药掺之，应时消缩。此皆火盛性淫之人过服之害也。弘治间东海张弼梅岭仙茅诗，有『使君昨日才持去，今日人来乞墓铭』之句。皆不知服食之理，惟借药纵恣以速其生者，于仙茅何尤？

【附方】仙茅丸：壮筋骨，益精神，明目，黑髭须。仙茅二斤（糯米泔浸五日，去赤水，夏月浸三日，铜刀刮锉阴干，取一斤），苍术二斤（米泔浸五日，刮皮焙干，取一斤），枸杞子一斤，车前子十二两，白茯苓（去皮）、茴香（炒）、柏子仁（去壳）各八两，生地黄（焙）、熟地黄（焙）各四两，为末，酒煮糊丸如梧子大。每服五十丸，食前温酒下，日二服。

定喘下气，补心肾：神秘散：用白仙茅半两（米泔浸三宿，晒炒），团参二钱半，阿胶一两半（炒），鸡肶胵一两（烧），为末。每服二钱，糯米饮空心下，日二服。

地榆

【校正】并入《别录》有名未用酸赭。

【释名】玉豉、酸赭。

弘景曰：其叶似榆而长，初生布地，故名。其花子紫黑色如豉，故又名玉豉。

时珍曰：按：外丹《方言》：地榆一名酸赭，其味酸、其色赭故也。今蕲州俚人呼地榆为酸赭，又讹赭为枣，则地榆、酸赭为一物甚明，其主治之功亦同，因并《别录》有名未用酸赭为一云。

【集解】《别录》曰：地榆，生桐柏及冤句山谷。二

月、八月采根曝干。又曰：酸赭生昌阳山。采无时。

弘景曰：其根亦入酿酒。道方烧作灰，能烂石，故煮石方用之。其叶，山人乏茗时，采作饮亦好，又可煠茹。

▷根

【气味】苦，微寒，无毒。

《别录》曰：甘，酸。

权曰：苦，平。

元素曰：气微寒，味微苦，气味俱薄，其体沉而降，阴中阳也，专主下焦血。

杲曰：味苦、酸，性微寒，沉也，阴也。

之才曰：得发良，恶麦门冬，伏丹砂、雄黄、硫黄。

【主治】妇人乳产，痓痛七伤，带下五漏，止痛止汗，除恶肉，疗金疮。

止脓血，诸恶疮热疮，补绝伤，产后内塞，可作金疮膏，消酒，除渴，明目。

止冷热痢疳痢，极效。

止吐血鼻衄肠风，月经不止，血崩，产前后诸血疾，并水泻。

治胆气不足。

汁酿酒治风痹，补脑。捣汁涂虎犬蛇虫伤。

酸赭：味酸。主内漏，止血不足。

【发明】颂曰：古者断下多用之。

炳曰：同樗皮治赤白痢。

时珍曰：地榆除下焦热，治大小便血症。止血取上截切片炒用。其梢则能行血，不可不知。

杨士瀛云：诸疮，痛者，加地榆；痒者，加黄芩。

【附方】男女吐血：地榆三两。米醋一升，煮十余沸，去滓，食前稍热服一合。

妇人漏下，赤白不止，令人黄瘦：方同上。

小儿疳痢：地榆煮汁，熬如饴糖，与服便已。

代指肿痛：地榆煮汁渍之，半日愈。

小儿湿疮：地榆煮浓汁，日洗二次。

小儿面疮，焮赤肿痛：地榆八两。水一斗，煎五升，温洗之。

丹参

【释名】赤参、山参、郄蝉草、木羊乳、逐马、奔马草。

时珍曰：五参五色配五脏。故人参入脾，曰黄参；沙参入肺，曰白参；玄参入肾，曰黑参；牡蒙入肝，曰紫参；丹参入心，曰赤参。其苦参，则右肾命门之药也。古人舍紫参而称苦参，未达此义尔。

炳曰：丹参治风软脚，可逐奔马，故名奔马草。曾用，实有效。

【集解】《别录》曰：丹参，生桐柏川谷及太山。五月采根，曝干。

时珍曰：处处山中有之。一枝五叶，叶如野苏而尖，青色皱毛。小花成穗如蛾形，中有细子。其根皮丹而肉紫。

▷根

【气味】苦，微寒，无毒。

普曰：神农、桐君、黄帝、雷公：苦，无毒；岐伯：咸。李当之：大寒。

弘景曰：久服多眼赤，故应性热，今云微寒，恐谬也。

权曰：平。

之才曰：畏盐水，反藜芦。

【主治】心腹邪气，肠鸣幽幽如走水，寒热积聚，破症除瘕，止烦满，益气。

养血，去心腹痼疾结气，腰脊强脚痹，除风邪留热。久服利人。

渍酒饮，疗风痹足软。

活血，通心包络，治疝痛。

【发明】时珍曰：丹参色赤味苦，气平而降，阴中之阳也。入手少阴、厥阴之经，心与包络血分药也。按：《妇人明理论》云：四物汤治妇人病，不问产前、产后，经水多少，皆可通用。惟一味丹参散，主治与之相同。盖丹参能破宿血，补新血，安生胎，落死胎，止崩中带下，调经脉，其功大类当归、地黄、川芎、芍药故也。

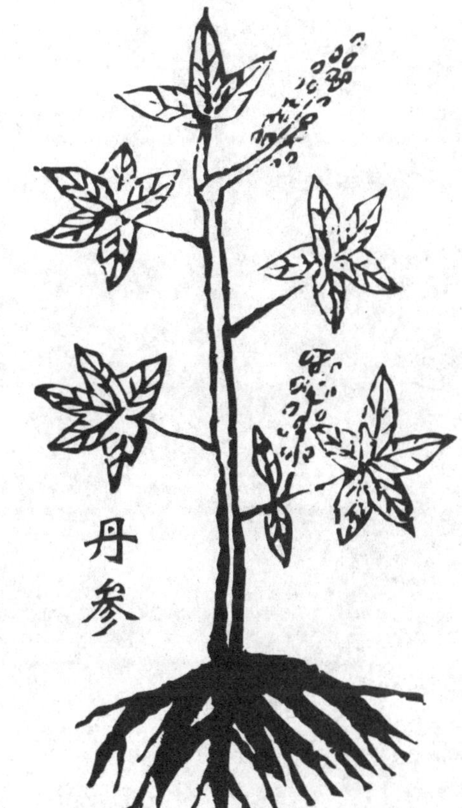

【附方】丹参散：治妇人经脉不调，或前或后，或多或少，产前胎不安，产后恶血不下，兼治冷热劳，腰脊痛，骨节烦疼。用丹参洗净，切晒为末。每服二钱，温酒调下。

落胎下血：丹参十二两，酒五升，煮取三升，温服一升，一日三服。亦可水煮。

寒疝腹痛：小腹阴中相引痛，白汗出，欲死。以丹参一两为末。每服二钱，热酒调下。

小儿身热，汗出拘急：因中风起。丹参半两，鼠屎（炒）三十枚，为末。每服三钱，浆水下。

惊痫发热：丹参摩膏：用丹参、雷丸各半两，猪膏二两。同煎七上七下，滤去滓盛之。每以摩儿身上，日三次。

妇人乳痈：丹参、白芷、芍药各二两。㕮咀，以醋淹一夜，猪脂半斤，微火煎成膏，去滓敷之。

热油火灼，除痛生肌：丹参八两锉，以水微调，取羊脂二斤，煎三上三下，以涂疮上。

白及

【校正】并入《别录》白给。

【释名】连及草、甘根、白给。

时珍曰：其根白色，连及而生，故曰白及。其味苦，而曰甘根，反言也。《吴普》作白根，其根有白，亦通。《金光明经》谓之罔达罗喝悉多。又《别录》有名未用白给，即白及也，性味功用皆同，系重出，今并为一。

【集解】《别录》曰：白及，生北山川谷及冤句及越山。又曰：白给生山谷，叶如藜芦，根白相连，九月采。

时珍曰：韩保升所说形状正是，但一科止抽一茎。开花长寸许，红紫色，中心如舌。其根如菱米，有脐，如凫茈之脐，又如扁扁螺旋纹。性难干。

▷根

【气味】苦，平，无毒。

《别录》曰：辛，微寒。白给：辛，平，无毒。

普曰：神农：苦；黄帝：辛；李当之：大寒；雷公：辛，无毒。

大明曰：甘、辛。

杲曰：苦、甘，微寒，性涩，阳中之阴也。

之才曰：紫石英为之使，恶理石，畏李核、杏仁，反乌头。

【主治】痈肿恶疮败疽，伤阴死肌，胃中邪气，贼风鬼击，痱缓不收。

除白癣疥虫。结热不消，阴下痿，面上皯疱，令人肌滑。

止惊邪、血邪，血痢、痫疾，风痹赤眼症结，温热疟疾，发背瘰疬，肠风痔瘘，扑损刀箭疮，汤火疮，生肌止痛。止肺血。

主伏虫白癣肿痛。

【发明】时珍曰：白及性涩而收，得秋金之令，故能入肺止血，生肌治疮也。按洪迈《夷坚志》云：台州狱吏悯一大囚。囚感之，因言：吾七次犯死罪，遭讯拷，肺皆损伤，至于呕血。人传一方：只用白及为末，米饮日服，其效如神。后其囚凌迟，刽者剖其胸，见肺间窍穴数十处，皆白及填补，色犹不变也。洪贯之闻其说，赴任洋州，一卒忽苦咯血，甚危，用此救之，一日即止也。《摘玄》云：试血法：吐在水碗内，浮者，肺血也；沉者，肝血也；半浮半沉者，心血也。各随所见，以羊肺、羊肝、羊心煮熟，蘸白及末，日日服之。

【附方】鼻衄不止：津调白及末，涂山根上，仍以水服一钱，立止。

心气疼痛：白及、石榴皮各二钱，为末，炼蜜丸黄豆大。每服三丸，艾醋汤下。

重舌鹅口：白及末，乳汁调涂足心。

妇人阴脱：白及、川乌头等分，为末，绢裹一钱，纳阴中，入三寸，腹内热即止，日用一次。

疔疮肿毒：白及末半钱，以水澄之，去水，摊于厚纸上贴之。

打跌骨折：酒调白及末二钱服，其功不减自然铜、古铢钱也。

刀斧伤损：白及、石膏（煅）等分，为末。掺之，亦可收口。

手足皲裂：白及末水调塞之。勿犯水。

汤火伤灼：白及末，油调敷之。

三七

【释名】山漆、金不换。

时珍曰：彼人言其叶左三右四，故名三七，盖恐不然。或云本名山漆，谓其能合金疮，如漆粘物也，此说近之。金不换，贵重之称也。

【集解】时珍曰：生广西、南丹诸州番峒深山中，采根曝干，黄黑色。团结者，状略似白及；长者，如老干地黄，有节。味微甘而苦，颇似人参之味。或云：试法，以末糁猪血中，血化为水者乃真。近传一种草，春生苗，夏高三四尺。叶似菊艾而劲厚，有岐尖。茎有赤棱。夏秋开黄花，蕊如金丝，盘纽可爱，而气不香。花干则吐絮如苦荬絮。根叶味甘。治金疮折伤出血，及上下血病，甚效。云是三七，而根大如牛蒡根，与南中来者不类，恐是刘寄奴之属，甚易繁衍。

▷根

【气味】甘，微苦，温，无毒。

【主治】止血散血定痛，金刃箭伤、跌扑杖疮、血出不止者，嚼烂涂，或为末掺之，其血即止。亦主吐血衄血，下血血痢，崩中经水不止，产后恶血不下，血运血痛，赤目痈肿，虎咬蛇伤诸病。

【发明】时珍曰：此药近时始出，南人军中用为金疮要药，云有奇功。又云：凡杖扑伤损，淤血淋漓者，随即嚼烂，罨之即止；青肿者，即消散。若受杖时，先服一二钱，则血不冲心；杖后，尤宜服之。产后服，亦良。大抵此药气温，味甘微苦，乃阳明、厥阴血分之药，故能治一切血病，与骐𬴂竭、紫矿相同。

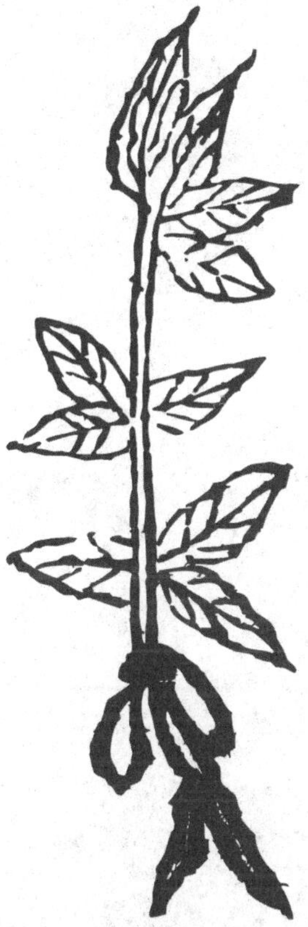

三七

【附方】吐血衄血：山漆一钱，自嚼，米汤送下。或以五分，加入八核汤。

赤痢血痢：三七三钱，研末，米泔水调服。即愈。

大肠下血：三七研末，同淡白酒调一二钱服，三服可愈。加五分入四物汤，亦可。

妇人血崩：方同上。

产后血多：山漆研末，米汤服一钱。

男妇赤眼，十分重者：以山漆根磨汁，涂四围。甚妙。

▷叶

【主治】折伤跌扑出血，敷之即止；青肿，经夜即散，余功同根。

荠苨

【校正】并入《图经》杏参。

【释名】杏参、杏叶沙参、菧苨、甜桔梗、白面根，苗名隐忍。

时珍曰：荠苨多汁，有济苨之状，故以名之。济苨，浓露也。其根如沙参，而叶如杏，故河南人呼为杏叶沙参。苏颂《图经》杏参，即此也。俗谓之甜桔梗。《尔雅》云：苨，菧苨也。郭璞云：即荠苨也。

【集解】弘景曰：荠苨根茎都似人参，而叶小异，根味甜绝，能杀毒。以其与毒药共处，毒皆自然歇，不正入方家用也。又曰：魏文帝言荠苨乱人参，即此也。荠苨叶甚似桔梗，但叶下光明滑泽无毛为异，又不如人参相对耳。

时珍曰：荠苨苗似桔梗，根似沙参，故奸商往往以沙参、荠苨通乱人参。苏颂《图经》所谓杏参，周定王《救荒本草》所谓杏叶沙参，皆此荠苨也。《图经》云：杏参生淄州田野，根如小菜根。土人五月采苗叶，治咳嗽上气。《救荒本草》云：杏叶沙参，一名白面根。苗高一二尺，茎色青白。叶似杏叶而小，微尖而背白，边有叉牙。杪间开五瓣白碗子花。根形如野胡萝卜，颇肥，皮色灰黪，中间白色，味甜微寒。亦有开碧花者。嫩苗煠熟水淘，油盐拌食。根换水煮，亦可食。人以蜜煎充果。又陶弘景注桔梗，言其叶名隐忍，可煮食之。治蛊毒。谨按《尔雅》云：蒡，隐忍也。郭璞注云：似苏，有毛。江东人藏以为菹，亦可瀹食。葛洪《肘后方》云：隐忍草，苗似桔梗，人皆食之。捣汁饮，治蛊毒。据此则隐忍非桔梗，乃荠苨苗也。荠苨苗甘，可食；桔梗苗苦，不可食，尤为可证。神农《本经》无荠，止有桔梗一名荠苨，至《别录》始出荠苨。盖荠苨、桔梗乃一类，有甜、苦二种，则其苗亦可呼为隐忍也。

▷根

【气味】甘，寒，无毒。

【主治】解百药毒。

杀蛊毒，治蛇虫咬，热狂温疾，罯毒箭。

利肺气，和中，明目止痛，蒸切作羹粥食，或作齑菹食。

食之，压丹石发动。

主咳嗽消渴强中，疮毒疔肿，辟沙虱短狐毒。

【发明】时珍曰：荠苨寒而利肺，甘而解毒，乃良品也，而世不知用，惜哉。按葛洪《肘后方》云：一药而兼解众毒者，惟荠苨汁浓饮二升，或煮嚼之，亦可作散服。此药在诸药中，毒皆自解也。又张鷟《朝野佥载》云：各医言虎中药箭，食清泥而解；野猪中药箭，豗荠苨而食。物犹知解毒，何况人乎？又孙思邈《千金方》，治强中为病，茎长兴盛，不交精出，消渴之后，发为痈疽，有荠苨丸、猪肾荠苨汤方，此皆本草所未及者。然亦取其解热解毒之功尔，无他义。

【附方】强中消渴：猪肾荠苨汤：治强中之病，茎长兴盛，不交精液自出，消渴之后，即发痈疽。皆由恣意色欲，或饵金石所致，宜此以制肾中热也。用猪肾一具，荠苨、石膏各三两，人参、茯苓、磁石、知母、葛根、黄芩、栝楼根、甘草各二两，黑大豆一升。水一斗半，先煮猪肾、大豆，取汁一斗，去滓下药，再煮三升，分三服。后人名为石子荠苨汤。又荠苨丸：用荠苨、大豆、茯神、磁石、栝楼根、熟地黄、地骨皮、玄

参、石斛、鹿茸各一两，人参、沉香各半两，为末，以猪肚治净煮烂，杵和丸梧子大。每服七十丸，空心盐汤下。

疗疮肿毒：生荠苨根捣汁，服一合，以滓敷之，不过三度。

面上皯疱：荠苨、肉桂各一两，为末。每用方寸匕，酢浆服之，日一服。又灭瘢痣。

解诸蛊毒：荠苨根捣末，饮服方寸匕，立瘥。

解钩吻毒：钩吻叶与芹叶相似，误食之杀人。惟以荠苨八两，水六升，煮取三升，每服五合，日五服。

解五石毒：荠苨生捣汁，多服之，立瘥。

桔梗

【释名】白药、梗草。

时珍曰：此草之根结实而梗直，故名。《吴普本草》一名利如，一名符扈，一名房图，方书并无见，盖亦谀辞尔。桔梗、荠苨乃一类，有甜、苦二种，故《本经》桔梗一名荠苨，而今俗呼荠苨为甜桔梗也。至《别录》始出荠苨条，分为二物，然其性味功用皆不同，当以《别录》为是。

【集解】《别录》曰：桔梗，生嵩高山谷及冤句。二、八月采根，曝干。

普曰：叶如荠苨，茎如笔管，紫赤色，二月生苗。

弘景曰：近道处处有，二、三月生苗，可煮食之。桔梗疗蛊毒，甚验。俗方用此，乃名荠苨。今别有荠苨，能解药毒，可乱人参，叶甚相似。但荠苨叶下光明滑泽无毛为异，叶生叉，不如人参相对耳。

恭曰：荠苨、桔梗，叶有差互者，亦有叶三四对者，皆一茎直上，叶既相乱，惟以根有心为别耳。

▷根

【修治】时珍曰：今但刮去浮皮，米泔水浸一夜，切片，微炒用。

【气味】辛，微温，有小毒。

普曰：神农、医和：苦，无毒；黄帝、扁鹊：辛、咸；岐伯、雷公：甘，无毒。李当之：大寒。

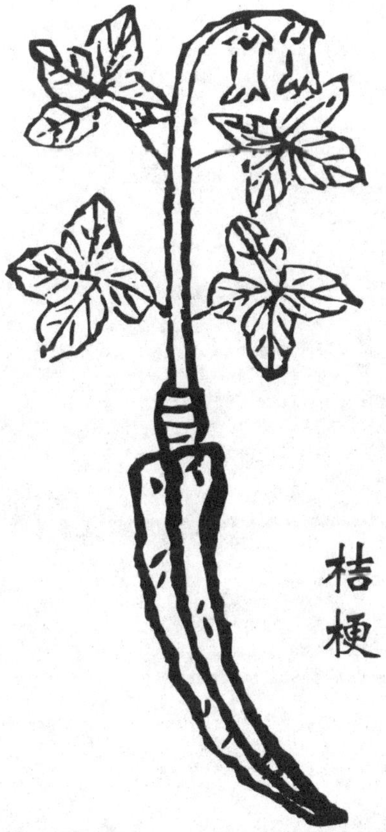

李当之：大寒。

权曰：苦、辛。

时珍曰：当以苦、辛、平为是。

之才曰：节皮为之使。畏白及、龙胆草，忌猪肉。得牡蛎、远志，疗恚怒；得消石、石膏，疗伤寒。白粥解其咸味。

时珍曰：伏砒。徐之才所云节皮，不知何物也。

【主治】胸胁痛如刀刺，腹满肠鸣幽幽，惊恐悸气。

利五脏肠胃，补血气，除寒热风痹，温中消谷，疗喉咽痛，下蛊毒。

治下痢，破血积气，消聚痰涎，去肺热气促嗽逆，除腹中冷痛，主中恶及小儿惊痫。

下一切气，止霍乱转筋，心腹胀痛，补五劳，养气，除邪辟温，破症瘕肺痈，养血排脓，补内漏及喉痹。

利窍，除肺部风热，清利头目咽嗌，胸膈滞气及痛，除鼻塞。治寒呕。

治寒呕。

主口舌生疮，赤目肿痛。

【发明】好古曰：桔梗气微温，味苦辛，味厚气轻，阳中之阴，升也。入手太阴肺经气分，及足少阴经。

时珍曰：朱肱《活人书》治胸中痞满不痛，用桔梗、枳壳，取其通肺利膈下气也。张仲景《伤寒论》治寒实结胸，用桔梗、贝母、巴豆，取其温中消谷破积也。又治肺痈唾脓，用桔梗、甘草，取其苦辛清肺，甘温泻火，又能排脓血、补内漏也。其治少阴证二三日咽痛，亦用桔梗、甘草，取其苦辛散寒，甘平除热，合而用之，能调寒热也。后人易名甘桔汤，通治咽喉口舌诸病。宋仁宗加荆芥、防风、连翘，遂名如圣汤，极言其验也。按：王好古《医垒元戎》载之颇详，云失音，加诃子；声不出，加半夏；上气，加陈皮；涎嗽，加知母、贝母；咳渴，加五味子；酒毒，加葛根；少气，加人参；呕，加半夏、生姜；唾脓血，加紫菀；肺痿，加阿胶；胸膈不利，加枳壳；心胸痞满，加枳实；目赤，加栀子、大黄；面肿，加茯苓；肤痛，加黄耆；发斑，加防风、荆芥；疫毒，加鼠粘子、大黄；不得眠，加栀子。

【附方】胸满不痛：桔梗、枳壳等分。水二钟，煎一钟，温服。

伤寒腹胀：阴阳不和也，桔梗半夏汤主之。桔梗、半夏、陈皮各三钱，姜五片。水二钟，煎一钟服。

痰嗽喘急：桔梗一两半，为末。用童子小便半升，煎四合，去滓，温服。

肺痈咳嗽：胸满振寒，脉数咽干，不渴，时出浊唾腥臭，久久吐脓如粳米粥者，桔梗汤主之。桔梗一两，甘草二

两。水三升，煮一升，分温再服。朝暮吐脓血则瘥。

小儿客忤：死不能言。桔梗（烧研）三钱，米汤服之。仍吞麝香少许。

黄精

【校正】并入《拾遗》救荒草。

【释名】黄芝、戊己芝、菟竹、鹿竹、仙人余粮、救穷草、米铺、野生姜、重楼、鸡格、龙衔、垂珠。

时珍曰：黄精为服食要药，故《别录》列于草部之首，仙家以为芝草之类，以其得坤土之精粹，故谓之黄精。《五符经》云：黄精获天地之淳精，故名为戊己芝，是此义也。余粮、救穷，以功名也；鹿竹、菟竹，因叶似竹，而鹿兔食之也；垂珠，以子形也。陈氏《拾遗》救荒草，即此也，今并为一。

【集解】《别录》曰：黄精生山谷。二月采根，阴干。

时珍曰：黄精野生山中，亦可劈根长二寸，稀种之，一年后极稠，子亦可种。其叶似竹而不尖，或两叶、三叶、四五叶，俱对节而生。其根横行，状如萎蕤，俗采其苗煤熟，淘去苦味食之，名笔管菜。陈藏器《本草》言青粘是萎蕤，见萎蕤发明下。又黄精、钩吻之说，陶弘景、雷敩、韩保升皆言二物相似，苏恭、陈藏器皆言不相似，苏颂复设两可之辞。今考《神农本草》《吴普本草》，并言钩吻是野葛，蔓生，其茎如箭，与苏恭之说相合。张华《博物志》云：昔黄帝问天老曰：天地所生，有食之令人不死者乎？天老曰：太阳之草名黄精，食之可以长生；太阴之草名钩吻，不可食之，入口立死。人信钩吻杀人，不信黄精之益寿，不亦惑乎？按：此但以黄精、钩吻相对待而言，不言其相似也。陶氏因此遂谓二物相似，与神农所说钩吻不合。恐当以苏恭所说为是，而陶、雷所说别一毒物，非钩吻也。历代《本草》惟陈藏器辨物最精审，尤当信之。余见钩吻条。

▷根

【修治】敩曰：凡采得，以溪水洗净，蒸之，从巳至子，薄切，曝干用。

颂曰：羊公服黄精法：二月、三月采根，入地八九寸为上。细切一石，以水二石五斗，煮去苦味，漉出，囊中压取汁，澄清再煎，如膏乃止。以炒黑黄豆末，相和得所，捏作饼子，如钱大。初服二枚，日益之。亦可焙干筛末，水服。

【气味】甘，平，无毒。

权曰：寒。

时珍曰：忌梅实，花、叶、子并同。

【主治】补中益气，除风湿，安五脏。久服轻身延年不饥。

补五劳七伤，助筋骨，耐寒暑，益脾胃，润心肺。单服九蒸九曝食之，驻颜断谷。

补诸虚，止寒热，填精髓，下三尸虫。

【发明】时珍曰：黄精受戊己之淳气，故为补黄宫之胜品。土者万物之母，母得其养，则水火既济，木金交合，而诸邪自去，百病不生矣。《神仙芝草经》云：黄精宽中益气，使五脏调良，肌肉充盛，骨髓坚强，其力增倍，多年不老，颜色鲜明，发白更黑，齿落更生。又能先下三尸虫：上尸，名彭质，好宝货，百日下；中尸，名彭矫，好五味，六十日下；下尸，名彭居，好五色，三十日下，皆烂出也。根为精气，花实为飞英，皆可服食。又按：雷氏《炮炙论》序云：驻色延年，精蒸神锦。注云：以黄精自然汁拌研细神锦，于柳木甑中蒸七日，以木蜜丸服之。木蜜，枳椇也。神锦，不知是何物，或云朱砂也。

【附方】补肝明目：黄精二斤，蔓菁子一斤（淘）。同和，九蒸九晒，为末。空心每米饮下二钱，日二服，延年益寿。

大风癞疮：营气不清，久风入脉，因而成癞，鼻坏色败。用黄精根（去皮，洁净溪水洗）二斤，曝，纳粟米饭中，蒸至米熟，时时食之。

补虚精气：黄精、枸杞子等分。捣作饼，日干为末，炼蜜丸梧子大。每汤下五十丸。

萎蕤

【释名】女萎、葳蕤、委萎、萎香、玉竹、地节。

时珍曰：按：黄公绍《古今韵会》云：葳蕤，草木叶垂之貌。此草根长多须，如冠缨下垂之緌而有威仪，故以名之。凡羽盖旌旗之缨緌，皆像葳蕤，是矣。张氏《瑞应图》云：王者礼备，则葳蕤生于殿前。一名萎香。则威仪之义，于此可见。《别录》作萎蕤，省文也。《说文》作萎移，音相近也。《尔雅》作委萎，字相近也。其叶光莹而像竹，其根多节，故有荧及玉竹、地节诸名。《吴普本草》又有乌女、虫蝉之名。宋本一名马熏，即乌萎之讹者也。

【正误】弘景曰：《本经》有女萎无萎蕤，《别录》无女萎有萎蕤，而功用正同，疑女萎即萎蕤，惟名异尔。

时珍曰：《本经》女萎，乃《尔雅》委萎二字，即《别录》萎蕤也，上古抄写讹为女萎尔。古方治伤寒风虚用女

萎者，即萎蕤也，皆承本草之讹而称之。诸家不察，因中品有女萎，名字相同，遂致费辩如此。今正其误，只依《别录》书萎蕤为纲，以便寻检。其治泄痢女萎，乃蔓草也，见本条。

【集解】时珍曰：处处山中有之。其根横生似黄精，差小，黄白色，性柔多须，最难燥。其叶如竹，两两相值。亦可采根种之，极易繁也。嫩叶及根，并可煮淘食茹。

▷根

【修治】敩曰：凡使，勿用黄精并钩吻，二物相似。萎蕤节上有须毛，茎斑，叶尖处有小黄点，为不同。采得，以竹刀刮去节皮，洗净，以蜜水浸一宿，蒸了，焙干用。

【气味】甘，平，无毒。

普曰：神农：苦；桐君、雷公、扁鹊：甘，无毒；黄帝：辛。

之才曰：畏卤碱。

【主治】女萎：主中风暴热，不能动摇，跌筋结肉，诸不足。久服，去面黑皯，好颜色，润泽，轻身不老。

萎蕤：主心腹结气，虚热湿毒腰痛，茎中寒，及目痛眦烂泪出。

时疾寒热，内补不足，去虚劳客热。头痛不安，加而用之，良。

补中益气。

除烦闷，止消渴，润心肺，补五劳七伤虚损，腰脚疼痛。天行热狂，服食无忌。

服诸石人不调和者，煮汁饮之。

主风温自汗灼热，及劳疟寒热，脾胃虚乏，男子小便频数，失精，一切虚损。

【发明】杲曰：萎蕤能升能降，阳中阴也。其用有四：主风淫四末，两目泪烂，男子湿注腰痛，女子面生黑皯。

时珍曰：萎蕤，性平味甘，柔润可食。故朱肱《南阳活人书》，治风温自汗身重，语言难出，用萎蕤汤，以之为君药。予每用治虚劳寒热痁疟，及一切不足之证，用代参、耆，不寒不燥，大有殊功，不只于去风热湿毒而已，此昔人所未阐者也。

【附方】服食法：二月、九月采萎蕤根，切碎一石，以水二石煮之，从旦至夕，以手挼烂，布囊榨取汁，熬稠。其渣晒为末，同熬至可丸，丸如鸡头子大。每服一丸，白汤下，日三服。导气脉，强筋骨，治中风湿毒，去面皱颜色，久服延年。

赤眼涩痛：萎蕤、赤芍、当归、黄连等分。煎汤，薰洗。

眼见黑花，赤痛昏暗：甘露汤：用萎蕤（焙）四两。每服二钱，水一盏，入薄荷二叶，生姜一片，蜜少许，同煎七分，卧时温服，日一服。

小便卒淋：萎蕤一两，芭蕉根四两。水二大碗，煎一碗半，入滑石二钱，分三服。

知母

【释名】蚳母、蝭母、连母、货母、地参、水参、苦心、儿草。

时珍曰：宿根之旁，初生子根，状如蚳虻之状，故谓之蚳母，讹为知母、蝭母也。余多未详。

【集解】《别录》曰：知母，生河内川谷。二月、八月采根，曝干。

弘景曰：今出彭城。形似菖蒲而柔润，叶至难死，掘出随生，须枯燥乃止。

禹锡曰：按：《范子》云：蝭母出三辅，黄白者善。郭璞释《尔雅》云：荨，蝭母也。生山上，叶如韭。

颂曰：今濒河怀、卫、彰、德诸郡及解州、滁州亦有之。四月开青花如韭花，八月结实。

▷根

【修治】敩曰：凡使，先于槐砧上锉细，烧干，木臼杵捣，勿犯铁器。

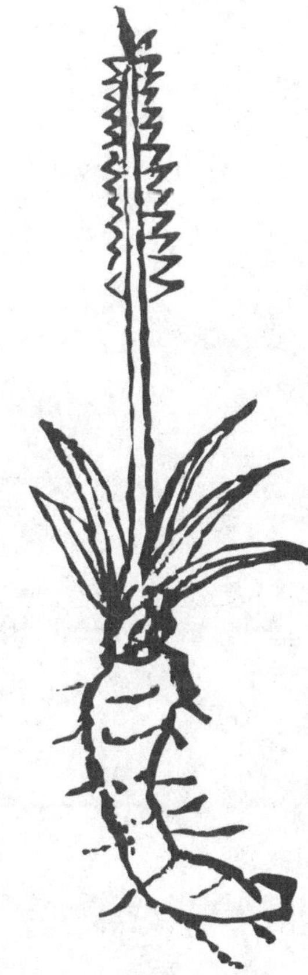

知母

时珍曰：凡用，拣肥润里白者，去毛，切。引经上行，则用酒浸焙干；下行，则用盐水润焙。

【气味】苦，寒，无毒。

大明曰：苦、甘。

权曰：平。

元素曰：气寒，味大辛、苦。气味俱厚，沉而降，阴也。又云：阴中微阳，肾经本药，入足阳明、手太阴经气分。

时珍曰：得黄檗及酒良，能伏盐及蓬砂。

【主治】消渴热中，除邪气，肢体浮肿，下水，补不足，益气。

疗伤寒久疟烦热，胁下邪气，膈中恶，及风汗内疸。多

服令人泄。
心烦躁闷，骨热劳往来，产后蓐劳，肾气劳，憎寒虚烦。
热劳传尸疰痛，通小肠，消痰止嗽，润心肺，安心，止惊悸。
凉心去热，治阳明火热，泻膀胱、肾经火，热厥头痛，下痢腰痛，喉中腥臭。
泻肺火，滋肾水，治命门相火有余。
安胎，止子烦，辟射工、溪毒。

【发明】权曰：知母治诸热劳，患人虚而口干者，加用之。

时珍曰：肾苦燥，宜食辛以润之。肺苦逆，宜食苦以泻之。知母之辛苦寒凉，下则润肾燥而滋阴，上则清肺金而泻火，乃二经气分药也。黄檗则是肾经血分药。故二药必相须而行，昔人譬之虾与水母，必相依附。补阴之说，详黄檗条。

【附方】久近痰嗽，自胸膈下塞停饮，至于脏腑：用知母、贝母各一两（为末），巴豆三十枚（去油，研匀）。每服一字，用姜三片，二面蘸药，细嚼咽下，便睡，次早必泻一行，其嗽立止。壮人乃用之。一方不用巴豆。

久嗽气急：知母（去毛，切）五钱（隔纸炒），杏仁（姜水泡，去皮尖，焙）五钱。以水一钟半，煎一钟，食远温服。次以萝卜子、杏仁等分，为末，米糊丸。服五十丸，姜汤下，以绝病根。

肉苁蓉

【释名】肉松容、黑司命。

时珍曰：此物补而不峻，故有从容之号。从容，和缓之貌。

【集解】《别录》曰：肉苁蓉，生河西山谷及代郡雁门。五月五日采，阴干。

震亨曰：河西混一之后，今方识其真形，何尝有所谓鳞甲者？盖苁蓉罕得，人多以金莲根用盐盆制而为之，又以草苁蓉充之，用者宜审。

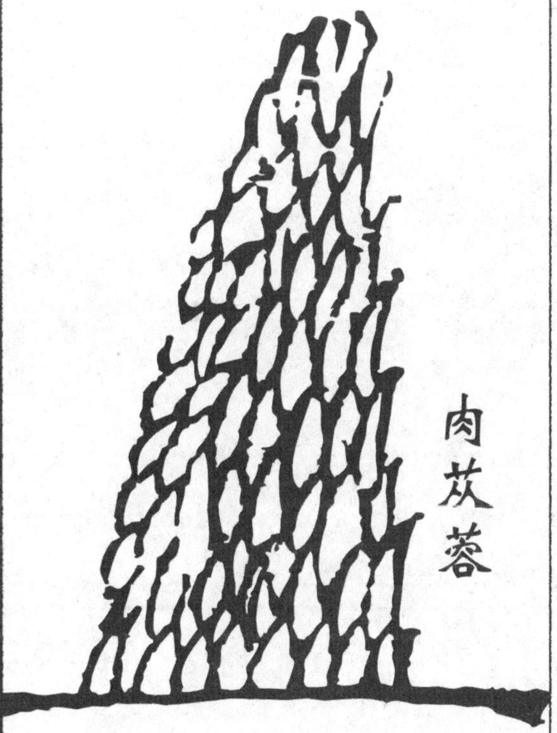

嘉谟曰：今人以嫩松梢盐润伪之。

【修治】敩曰：凡使，先须清酒浸一宿，至明以棕刷去沙土浮甲，劈破中心，去白膜一重，如竹丝草样。有此，能隔人心前气不散，令人上气也。以甑蒸之，从午至酉取出，又用酥炙得所。

【气味】甘，微温，无毒。

《别录》曰：酸、咸。普曰：神农、黄帝：咸；雷公：酸；李当之：小温。

【主治】五劳七伤，补中，除茎中寒热痛，养五脏，强阴，益精气，多子，妇人癥瘕。久服轻身。
除膀胱邪气，腰痛，止痢。
益髓，悦颜色，延年，大补壮阳，日御过倍，治女人血崩。
男子绝阳不兴，女子绝阴不产，润五脏，长肌肉，暖腰膝，男子泄精尿血遗沥，女子带下阴痛。

【发明】好古曰：命门相火不足者，以此补之，乃肾经血分药也。凡服苁蓉以治肾，必妨心。

颂曰：西人多用作食。只刮去鳞甲，以酒浸洗去黑汁，薄切，合山芋、羊肉作羹，极美好，益人，胜服补药。

【附方】补益劳伤，精败面黑：用苁蓉四两，水煮令烂，薄切细研精羊肉，分为四度，下五味，以米煮粥，空心食。

肾虚白浊：肉苁蓉、鹿茸、山药、白茯苓等分，为末，米糊丸梧子大，每枣汤下三十丸。

汗多便秘：老人、虚人皆可用。肉苁蓉（酒浸，焙）二两，研沉香末一两，为末，麻子仁汁打糊，丸梧子大。每服七八丸，白汤下。

消中易饥：肉苁蓉、山茱萸、五味子为末。蜜丸梧子大。每盐酒下二十丸。

破伤风病，口禁身强：肉苁蓉切片晒干，用一小盏，底上穿定，烧烟，于疮上熏之，累效。

天麻

【校正】天麻，系宋本重出，今并为一。

【释名】赤箭芝、独摇芝、定风草、离母、合离草、神草、鬼督邮。

时珍曰：赤箭，以状而名；独摇、定风，以性异而名；离母、合离，以根异而名；神草、鬼督邮，以功而名。天麻即赤箭之根，《开宝本草》重出一条，详后集解下。

【集解】《别录》曰：赤箭生陈仓川谷、雍州及太山少室。三月、四月、八月采根，曝干。

弘景曰：陈仓，今属雍州扶风郡。

时珍曰：《本经》止有赤箭，后人称为天麻。甄权《药性论》云：赤箭芝一名天麻，本自明白。宋人马志《重修本草》，重出天麻，遂致分辨如此。沈括《笔谈》云：《神农本草》明言赤箭采根，后人谓其根如箭，疑当用茎，盖不然也。譬如鸢尾、牛膝，皆因茎叶相似，则用其根，何足疑哉？上品五芝之外，补益上药，赤箭为第一。世人惑于天麻之说，遂止用之治风，良可惜哉。沈公此说虽是，但根、茎并皆可用。天麻子从茎中落下，俗名还筒子。其根曝干，肉色坚白，如羊角色，呼羊角天麻；蒸过黄皱如干瓜者，俗呼酱瓜天麻，皆可用者。一种形尖而空，薄如玄参状者，不堪用。《抱朴子》云：独摇芝，生高山深谷之处，所生左右无草。其茎大如手指，赤如丹素。叶似小苋。根有大魁如斗，细者如鸡子十二枚绕之。人得大者，服之延年。按：此乃天麻中一种神异者，如人参中之神参也。

【正误】时珍曰：陈氏所说，乃一种天麻草，是益母草之类是也。《嘉本草》误引入天麻下耳。今正其误。

【修治】时珍曰：此乃治风痹药，故如此修事也。若治肝经风虚，惟洗净，以湿纸包，于煻火中煨熟，取出切片，酒浸一宿，焙干用。

▷赤箭

【气味】辛，温，无毒。

《志》曰：天麻：辛，平，无毒。

大明曰：甘，暖。

权曰：赤箭芝，一名天麻。味甘，平，无毒。

好古曰：苦，平，阴中之阳也。

【主治】杀鬼精物，蛊毒恶气。久服益气力，长阴肥健，轻身增年。

消痈肿，下支满，寒疝下血。

主诸风湿痹，四肢拘挛，小儿风痫惊气，利腰膝，强筋力。久服益气，轻身长年。

治冷气㾓痹，瘫痪不随，语多恍惚，善惊失志。

助阳气，补五劳七伤，鬼疰，通血脉，开窍。服食无忌。

治风虚眩晕头痛。

【发明】杲曰：肝虚不足者，宜天麻、川芎以补之。其用有四：疗大人风热头痛，小儿风痫惊悸，诸风麻痹不仁，风热语言不遂。

时珍曰：天麻，乃肝经气分之药。《素问》云：诸风掉眩，皆属于木。故天麻入厥阴之经而治诸病。按：罗天益云：眼黑头旋，风虚内作，非天麻不能治。天麻乃定风草，故为治风之神药。今有久服天麻药，遍身发出红丹者，是其祛风之验也。

【附方】天麻丸：消风化痰，清利头目，宽胸利膈。治心忪烦闷，头晕欲倒，项急，肩背拘倦，神昏多睡，肢节烦痛，皮肤瘙痒，偏正头痛，鼻齆，面目虚浮，并宜服之。天麻半两，川芎二两，为末，炼蜜丸如芡子大。每食后嚼一丸，茶、酒任下。

腰脚疼痛：天麻、半夏、细辛各二两。绢袋二个，各盛药令匀，蒸热，交互熨痛处。汗出则愈。数日再熨。

苍术

【释名】赤术、山精、仙术、山蓟。

时珍曰：《异术》言：术者山之精也，服之令人长生辟谷，致神仙，故有山精、仙术之号。术有赤、白二种，主治虽近，而性味止发不同。本草不分苍、白，亦未可据。今将《本经》并《别录》、甄权、大明四家所说功用，参考分别，各自附方，庶使用者有所依凭。

【修治】大明曰：用术以米泔浸一宿，入药。

时珍曰：苍术性燥，故以糯米泔浸，去其油，切片，焙干用。亦有用脂麻同炒，以制其燥者。

【气味】苦，温，无毒。

《别录》曰：甘。

权曰：甘、辛。

时珍曰：白术，甘而微苦，性温而和；赤术，甘而辛烈，性温而燥，阴中阳也，可升可降，入足太阴、阳明，手太阴、阳明、太阳之经。忌同白术。

【主治】风寒湿痹，死肌痉疸。作煎饵，久服轻身延年不饥。

主头痛，消痰水，逐皮间风水结肿，除心下急满及霍乱吐下不止，暖胃消谷嗜食。

除恶气，弭灾沴。

主大风㾓痹，心腹胀痛，水肿胀满，除寒热，止呕逆下泄冷痢。

治筋骨软弱，痃癖气块，妇人冷气症瘕，山岚瘴气温疾。

明目，暖水脏。

除湿发汗，健胃安脾，治痿要药。

散风益气，总解诸郁。

治湿痰留饮，或挟淤血成窠囊，及脾湿下流，浊沥带下，滑泻肠风。

【发明】杲曰：《本草》但言术，不分苍、白。而苍术别有雄壮上行之气，能除湿，下安太阴，使邪气不传入脾也。以其经泔浸、火炒，故能出汗，与白术止汗特异，用者不可以此代彼。盖有止、发之殊，其余主治则同。

元素曰：苍术与白术主治同，但比白术气重而体沉。若除上湿发汗，功最大；若补中焦，除脾胃湿，力少不如白术。腹中窄狭者，须用之。

【附方】服术法：乌髭发，驻颜色，壮筋骨，明耳目，除风气，润肌肤，久服令人轻健。苍术不计多少，米泔水浸三日，逐日换水，取出刮去黑皮，切片曝干，慢火炒黄，细捣为末。每一斤，用蒸过白茯苓末半斤，炼蜜和丸梧子大，空心卧时热水下十五丸。别用术末六两，甘草末一两，拌和作汤点之，吞丸尤妙。忌桃、李、雀、蛤及三白、诸血。

补脾滋肾，生精强骨，真仙方也：苍术（去皮）五斤（为末，米泔水漂，澄取底用），脂麻二升半（去壳研烂，绢袋滤去渣），澄浆拌术，曝干。每服三钱，米汤或酒空心调服。

面黄食少：男妇面无血色，食少嗜卧。苍术一斤，熟地黄半斤，干姜（炮）各一两（春、秋七钱，夏五钱），为末，糊丸梧子大。每温水下五十丸。

腹中虚冷，不能饮食，食辄不消，羸弱生病：术二斤，曲一斤。炒为末，蜜丸梧子大。每服三十丸，米汤下，日三服。大冷，加干姜三两；腹痛，加当归三两；羸弱，加甘草二两。

暑月暴泻：壮脾温胃，及疗饮食所伤。曲术丸：用神曲（炒）、苍术（米泔浸一夜，焙）等分，为末，糊丸梧子大。每服三五十丸，米饮下。

▷苗

【主治】作饮甚香，去水。

亦止自汗。

狗脊

【释名】强膂、扶筋、百枝、狗青。

恭曰：此药苗似贯众，根长多歧，状如狗之脊骨，而肉作青绿色，故以名之。

时珍曰：强膂、扶筋，以功名也。《别录》又名扶盖，乃扶筋之误。《本经》狗脊一名百枝，《别录》萆薢一名赤节，而《吴普本草》谓百枝为萆薢，赤节为狗脊，皆似误也。

【集解】《别录》曰：狗脊，生常山川谷。二月、八月采根，曝干。

普曰：狗脊如萆薢，茎节如竹有刺，叶圆赤，根黄白，亦如竹根，毛有刺。《岐伯经》云：茎无节，叶端圆青赤，皮白有赤脉。

时珍曰：狗脊有二种：一种根黑色，如狗脊骨；一种有金黄毛，如狗形，皆可入药。其茎细而叶、花两两对生，正似大叶蕨，比贯众叶有齿，面背皆光。其根大如拇指，有硬黑须簇之。吴普、陶弘景所说根苗，皆是菝葜；苏恭、苏颂所说，即真狗脊也。按张揖《广雅》云：菝葜，狗脊也。张华《博物志》云：菝葜，与萆薢相乱，一名狗脊。观此则昔人以菝葜为狗脊，相承之误久矣。然菝葜、萆薢、狗脊三者，形状虽殊，而功用亦不甚相远。

▷根

【修治】敩曰：凡修事，火燎去须，细锉了，酒浸一夜，蒸之，从巳至申，取出晒干用。

时珍曰：今人惟锉炒，去毛须用。

【气味】苦，平，无毒。

《别录》曰：甘，微温。普曰：神农：苦；桐君、黄帝、岐伯、雷公、扁鹊：甘，无毒；李当之：小温。权曰：苦、辛、微热。

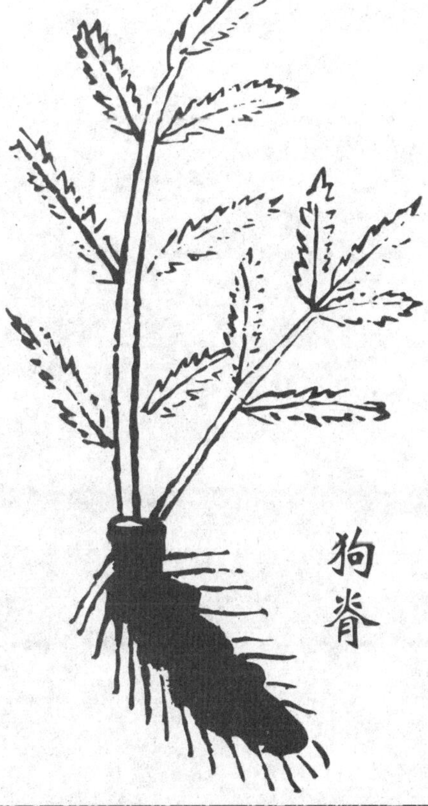

狗脊

【主治】腰背强，关机缓急，周痹寒湿膝痛，颇利老人。

疗失溺不节，男子脚弱腰痛，风邪淋露，少气目暗，坚脊利俯仰，女子伤中关节重。

男子女人毒风软脚，肾气虚弱，续筋骨，补益男子。

强肝肾，健骨，治风虚。

【附方】男子诸风：四宝丹：用金毛狗脊（盐泥固济，煅红去毛）、苏木、萆薢、川乌头（生用）等分，为末，米醋和丸梧子大。每服二十丸，温酒、盐汤下。

病后足肿，但节食以养胃气；外用狗脊，煎汤渍洗。

本草纲目

远志

【释名】苗名小草、细草、棘菀。

时珍曰：此草服之能益智强志，故有远志之称。《世说》载郝隆讥谢安云：处则为远志，出则为小草。《记事珠》谓之醒心杖。

【集解】《别录》曰：远志，生太山及冤句川谷。四月采根，叶，阴干。

弘景曰：冤句，属兖州济阴郡。今此药犹从彭城北兰陵来。用之去心取皮，一斤止得三两尔。亦入仙方用。小草，状似麻黄而青。

《志》曰：茎叶似大青而小。比之麻黄，陶不识也。

时珍曰：远志有大叶、小叶二种，陶弘景所说者，小叶也；马志所说者，大叶也。大叶者，花红。

▷根

【修治】敩曰：凡使，须去心，否则令人烦闷。仍用甘草汤浸一宿，曝干或焙干用。

【气味】苦，温，无毒。

之才曰：远志、小草，得茯苓、冬葵子、龙骨良。畏珍珠、藜芦、蜚蠊、齐蛤。

弘景曰：药无齐蛤，恐是百合也。

权曰：是蛴螬也。

恭曰：《药录》下卷有齐蛤，陶说非也。

【主治】咳逆伤中，补不足，除邪气，利九窍，益智慧，耳目聪明，不忘，强志倍力。久服轻身不老。

利丈夫，定心气，止惊悸，益精，去心下膈气，皮肤中热，面目黄。

杀天雄、附子、乌头毒，煎汁饮之。

治健忘，安魂魄，令人不迷，坚壮阳道。

长肌肉，助筋骨，妇人血噤失音，小儿客忤。

肾积奔豚。治一切痈疽。

▷叶

【主治】益精补阴气，止虚损梦泄。

【发明】好古曰：远志，肾经气分药也。

时珍曰：远志，入足少阴肾经，非心经药也。其功专于强志益精，治善忘。盖精与志，皆肾经之所藏也。肾经不足，则志气衰，不能上通于心，故迷惑善忘。《灵枢经》云：肾藏精，精合志。肾盛怒而不止则伤志，志伤则喜忘其前言，腰脊不可以俯仰屈伸，毛悴色夭。又云：人之善忘者，上气不足，下气有余，肠胃实而心肺虚，虚则营卫留于下，久之不以时上，故善忘也。陈言《三因方》远志酒，治痈疽，云有奇功，盖亦补肾之力尔。葛洪《抱朴子》云：陵阳子仲服远志二十年，有子三十七人，开书所视记而不忘。

【附方】心孔昏塞：多忘善误。丁酉日密自至市买远志，着巾角中，还为末服之，勿令人知。

喉痹作痛：远志肉为末，吹之。涎出为度。

脑风头痛：不可忍。远志末嗃鼻。

吹乳肿痛：远志焙研，酒服二钱，以滓敷之。

小便赤浊：远志（甘草水煮）半斤，茯神、益智仁各二两，为末，酒糊丸梧子大。每空心枣汤下五十丸。

黄连

【释名】王连、支连。

时珍曰：其根连珠而色黄，故名。

【集解】《别录》曰：黄连，生巫阳川谷及蜀郡太山之阳。二月、八月采根。

弘景曰：巫阳在建平。今西间者色浅而虚，不及东阳、新安诸县最胜。临海诸县者不佳。用之当布裹挼去毛，令如连珠。

时珍曰：黄连，汉末李当之本草，惟取蜀郡黄肥而坚者为善。唐时以澧州者为胜。今虽吴、蜀皆有，惟以雅州、眉州者为良。药物之兴废不同如此。大抵有二种：一种根粗无毛有珠，如鹰鸡爪形而坚实，色深黄；一种无珠多毛而中虚，黄色稍淡。各有所宜。

▷根

【修治】时珍曰：五脏六腑皆有火，平则治，动则病，故有君火相火之说，其实一气而已。黄连入手少阴心经，为治火之主药：治本脏之火，则生用之；治肝胆之实火，则以猪胆汁浸炒；治肝胆之虚火，则以醋浸炒；治上焦之火，则以酒炒；治中焦之火，则以姜汁炒；治下焦之火，则以盐水或朴硝研细调水和炒；治气分湿热之火，则以茱萸汤浸炒；治血分块中伏火，则以干漆末调水炒；治食积之火，则以黄土研细调水和炒。诸法不独为之引导，盖辛热能制其苦寒，咸

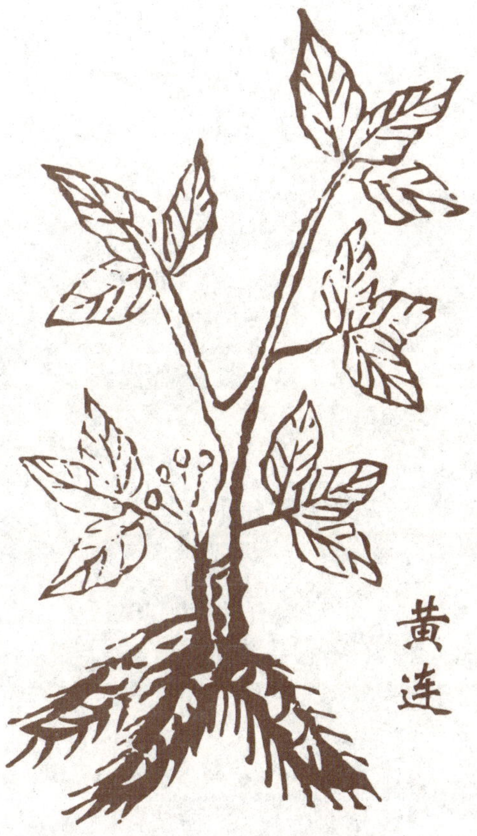

寒能制其燥性，在用者详酌之。

【气味】苦，寒，无毒。

《别录》曰：微寒。

普曰：神农、岐伯、黄帝、雷公：苦，无毒。李当之：小寒。

时珍曰：《道书》言服黄连犯猪肉令人泄泻，而方家有猪肚黄连丸、猪脏黄连丸，岂只忌肉而不忌脏腑乎？

【主治】热气，目痛，眦伤，泣出，明目，肠澼，腹痛，下痢，妇人阴中肿痛。久服令人不忘。

主五脏冷热，久下泄澼脓血，止消渴大惊，除水利骨，调胃厚肠益胆，疗口疮。

治郁热在中，烦躁恶心，兀兀欲吐，心下痞满。

主心病逆而盛，心积伏梁。

去心窍恶血，解服药过剂烦闷及巴豆、轻粉毒。

【发明】元素曰：黄连性寒味苦，气味俱厚，可升可降，阴中阳也，入手少阴经。其用有六：泻心脏火，一也；去中焦湿热，二也；诸疮必用，三也；去风湿，四也；赤眼暴发，五也；止中部见血，六也。张仲景治九种心下痞，五等泻心汤，皆用之。

成无己曰：苦入心，寒胜热，黄连、大黄之苦寒，以导心下之虚热。蛔得甘则动，得苦则安，黄连、黄檗之苦，以安蛔也。

好古曰：黄连苦燥，苦入心，火就燥。泻心者其实泻脾也，实则泻其子也。

【附方】心经实热：泻心汤：用黄连七钱，水一盏半，煎一盏，食远温服。小儿减之。

猝热心痛：黄连八钱，㕮咀，水煎热服。

阳毒发狂，奔走不定：宣黄连、寒水石等分，为末。每服三钱，浓煎甘草汤下。

骨节积热，渐渐黄瘦：黄连四分切，以童子小便五大合浸经宿，微煎三四沸，去滓，分作二服。

因惊胎动，出血：取黄连末酒服方寸匕，日三服。

妊娠子烦，口干不得卧：黄连末，每服一钱，粥饮下。或酒蒸黄连丸，亦妙。

痈疽肿毒：已溃、未溃皆可用。黄连、槟榔等分，为末，以鸡子清调搽之。

中巴豆毒，下利不止：黄连、干姜等分，为末，水服方寸匕。

黄芩

【释名】腐肠、空肠、内虚、妒妇、经芩、黄文、印头、苦督邮、条芩、㹠尾芩、鼠尾芩。

时珍曰：芩《说文》作莶，谓其色黄也。或云芩者，黔也，黔乃黄黑之色也。宿芩乃旧根，多中空，外黄内黑，即今所谓片芩，故又有腐肠、妒妇诸名。妒妇心黯，故以比之。子芩乃新根，多内实，即今所谓条芩。或云西芩多中空而色黔，北芩多内实而深黄。

【集解】《别录》曰：黄芩生秭归川谷及冤句，三月三日采根，阴干。

弘景曰：秭归属建平郡。今第一出彭城，郁州亦有之。惟深色坚实者好。俗方多用，道家不须。

颂曰：今川蜀、河东、陕西近郡，皆有之。苗长尺余，茎干粗如箸，叶从地四面作丛生，类紫草，高一尺许，亦有独茎者，叶细长，青色，两两相对，六月开紫花，根如知母粗细，长四五寸，二月、八月采根，曝干。《吴普本草》云：二月生赤黄叶，两两四四相值。其茎空中，或方圆，高三四尺。四月花紫红赤。五月实黑、根黄。二月至九月采。与今所说有小异也。

▷根

【气味】苦，平，无毒。

《别录》曰：大寒。

普曰：神农、桐君、雷公：苦，无毒。李当之：小温。

杲曰：可升可降，阴也。

时珍曰：得酒，上行。得猪胆汁，除肝胆火。得柴胡，退寒热。得芍药，治下痢。得桑白皮，泻肺火。得白术，安胎。

【主治】诸热黄疸，肠澼泄痢，逐水，下血闭，恶疮疽蚀火疡。

疗痰热胃中热，小腹绞痛，消谷，利小肠，女子血闭，淋露下血，小儿腹痛。

治热毒骨蒸，寒热往来，肠胃不利，破痈气，治五淋，令人宣畅，去关节烦闷，解热渴。

下气，主天行热疾，疔疮排脓，治乳痈发背。

凉心，治肺中湿热，泻肺火上逆，疗上热，目中肿赤，瘀血壅盛，上部积血，补膀胱寒水，安胎，养阴退阳。

治风热湿热头疼，奔豚热痛，火咳肺痿喉腥，诸失血。

【附方】三黄丸：孙思邈《千金方》云：巴郡太守奏：加减三黄丸：疗男子五痨七伤，消渴不生肌肉，妇人带下，手足寒热，泻五脏火。春三月，黄芩四两，大黄三两，黄连四两。夏三月，黄芩六两，大黄一两，黄连七两。秋三月，黄芩六两，大黄二两，黄连三两。冬三月，黄芩三两，大黄五两，黄连二两。三物随时合捣

下筛，蜜丸乌豆大。米饮每服五丸，日三。不知，增至七丸，服一月病愈，久服走及奔马，人用有验。禁食猪肉。

三补丸：治上焦积热，泻五脏火。黄芩、黄连、黄檗等分，为末，蒸饼丸梧子大，每白汤下二三十丸。

肺中有火：清金丸：用片芩炒为末，水丸梧子大。每服二三十丸，白汤下。

小儿惊啼：黄芩、人参等分，为末。每服一钱，水饮下。

灸疮血出：一人灸火至五壮，血出不止如尿，手冷欲绝。以酒炒黄芩二钱为末，酒服即止。

老小火丹：黄芩末，水调涂之。

茈胡

【释名】地熏、芸蒿、山菜、茹草。

恭曰：茈是古柴字。《上林赋》云茈姜，及《尔雅》云茈草，并作此茈字。此草根紫色，今太常用茈胡是也。又以木代系，相承呼为柴胡。且检诸本草无名此者。

时珍曰：茈字有柴、紫二音：茈姜、茈草之茈皆音紫，茈胡之茈音柴。茈胡生山中，嫩则可茹，老则采而为柴，故苗有芸蒿、山菜、茹草之名，而根名柴胡也。苏恭之说殊欠明。古本张仲景《伤寒论》，尚作茈字也。

【集解】《别录》曰：茈胡，叶名芸蒿，辛香可食，生弘农川谷及冤句，二月、八月采根曝干。

弘景曰：今出近道，状如前胡而强。《博物志》云：芸蒿叶似邪蒿，春秋有白蒻，长四五寸，香美可食，长安及河内并有之。

恭曰：伤寒大小柴胡汤，为痰气之要。若以芸蒿根为之，大谬矣。

颂曰：今关陕江湖间近道皆有之，以银州者为胜。二月生苗甚香。茎青紫坚硬，微有细线。叶似竹叶而稍紧小，亦有似斜蒿者，亦有似麦门冬叶而短者。七月开黄花。根淡赤色，似前胡而强。生丹州者结青子，与他处者不类。其根似芦头，有赤毛如鼠尾，独窠长者好。

时珍曰：银州即今延安府神木县，五原城是其废迹。所产柴胡长尺余而微白且软，不易得也。北地所产者，亦如前胡而软，今人谓之北柴胡是也，入药亦良。南土所产者，不似前胡，正如蒿根，强硬不堪使用。其苗有如韭叶者，竹叶者，以竹叶者为胜。其如邪蒿者最下也。按夏小正《月令》云：仲春芸始生，仓颉解诂云：芸，蒿也。似邪蒿，可食。亦柴胡之类，入药不甚良，故苏恭以为非柴胡云。近时有一种，根似桔梗、沙参，白色而大，市人以伪充银柴胡，殊无气味，不可不辨。

▷根

【修治】敩曰：凡采得银州柴胡，去须及头，用银刀削去赤薄皮少许，以粗布拭净，锉用。勿令犯火，立便无效也。

【气味】苦，平，无毒。

《别录》曰：微寒。

普曰：神农、岐伯、雷公：苦，无毒。

大明曰：甘。

元素曰：气味俱轻，阳也，升也，少阳经药，引胃气上升。苦寒以发散表热。

时珍曰：行手足少阳，以黄芩为佐；行手足厥阴，以黄连为佐。

【主治】心腹，去肠胃中结气，饮食积聚，寒热邪气，推陈致新。久服轻身明目益精。

除伤寒心下烦热，诸痰热结实，胸中邪逆，五脏间游气，大肠停积水胀，及湿痹拘挛，亦可作浴汤。

治热劳骨节烦疼，热气肩背疼痛，劳乏羸瘦，下气消食，宣畅气血，主时疾内外热不解，单煮服之良。

补五劳七伤，除烦止惊，益气力，消痰止嗽，润心肺，添精髓，健忘。

除虚劳，散肌热，去早晨潮热，寒热往来，胆瘅，妇人产前产后诸热，心下痞，胸胁痛。

治阳气下陷，平肝胆三焦包络相火，及头痛眩晕，目昏赤痛障翳，耳聋鸣，诸疟，及肥气寒热，妇人热入血室，经水不调，小儿痘疹余热，五疳羸热。

【附方】伤寒余热：伤寒之后，邪入经络，体瘦肌热，推陈致新，解利伤寒时气伏暑，仓猝并治，不论长幼。柴胡四两，甘草一两，每用三钱，水一盏煎服。

小儿骨热：十五岁以下，遍身如火，日渐黄瘦，盗汗，咳嗽烦渴。柴胡四两，丹砂三两，为末，豮猪胆汁拌和，饭上蒸熟，丸绿豆大。每服一丸，桃仁、乌梅汤下，日三服。

积热下痢：柴胡、黄芩等分，半酒半水煎七分，浸冷，空心服之。

▷苗

【主治】猝聋，捣汁频滴之。

防风

【释名】铜芸、茴芸、茴草、屏风、百枝、百蜚。

时珍曰：防者，御也。其功疗风最要，故名。屏风者，防风隐语也。曰芸、曰茴、曰蕳者，其花如茴香，其气如芸蒿、蕳兰也。

【集解】《别录》曰：防风生沙苑川泽及邯郸、琅邪、上蔡。二月、十月采根曝干。

普曰：正月生叶细圆，青黑黄白。五月黄花。六月结实黑色。

弘景曰：郡县无名沙苑。今第一出彭城兰陵，即近琅邪者。郁州百市亦有之。次出襄阳、义阳县界，亦可用。惟以实而脂润，头节坚如蚯蚓头者为好。

时珍曰：江淮所产多是石防风，生于山石之间。二月采嫩苗作菜，辛甘而香，呼为珊瑚菜。其根粗丑，其子亦可种。吴绶云：凡使以黄色而润者为佳，白者多沙条，不堪。

【气味】甘，温，无毒。

《别录》曰：辛，无毒。叉头者令人发狂，叉尾者发人痼疾。

普曰：神农、黄帝、岐伯、桐君、雷公、扁鹊：甘，无毒。

李当之：小寒。

元素曰：味辛而甘，气温，气味俱薄，浮而升，阳也。手足太阳经之本药。

好古曰：又行足阳明、太阴二经，为肝经气分药。

杲曰：防风能制黄耆，黄耆得防风其功愈大，乃相畏而相使者也。

之才曰：得葱白，能行周身；得泽泻、藁本，疗风；得当归、芍药、阳起石、禹余粮，疗妇人子脏风。畏萆薢，杀附子毒，恶藜芦、白敛、干姜、芫花。

【主治】大风，头眩痛恶风，风邪目盲无所见，风行周身，骨节疼痛，烦满。久服轻身。

胁痛胁风，头面去来，四肢挛急，字乳金疮内痉。

治三十六般风，男子一切劳劣，补中益神，风赤眼，止冷泪及瘫痪，通利五脏关脉，五劳七伤，羸损盗汗，心烦体重，能安神定志，匀气脉。

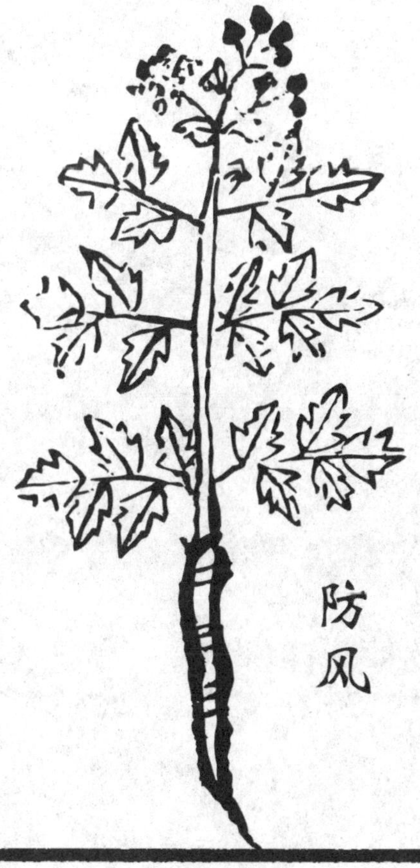

防风

治上焦风邪，泻肺实，散头目中滞气，经络中留湿，主上部见血。

搜肝气。

▷叶

【主治】中风热汗出。

颂曰：江东一种防风，茹其嫩苗，云动风，与此文相反，岂别是一物耶？

▷花

【主治】四肢拘急，行履不得，经脉虚羸，骨节间痛，心腹痛。

▷子

【主治】疗风更优，调食之。

【发明】元素曰：防风，治风通用，身半以上风邪用身，身半以下风邪用梢，治风去湿之仙药也，风能胜湿故尔。能泻肺实，误服泻人上焦元气。

杲曰：防风治一身尽痛，乃猝伍卑贱之职，随所引而至，乃风药中润剂也。若补脾胃，非此引用不能行。凡脊痛项强，不可回顾，腰似折，项似拔者，乃手足太阳证，正当用防风。凡疮在胸膈以上，虽无手足太阳证，亦当用之，为能散结，去上部风。病人身体拘倦者，风也，诸疮见此证亦须用之。钱仲阳泻黄散中倍用防风者，乃于土中泻木也。

【附方】自汗不止：防风去芦为末，每服二钱，浮麦煎汤服。《朱氏集验方》：防风用麸炒，猪皮煎汤下。

睡中盗汗：防风二两，川芎一两，人参半两，为末。每服三钱，临卧饮下。

妇人崩中：独圣散：用防风去芦头，炙赤为末。每服一钱，以面糊酒调下，更以面糊酒投之。此药累经效验。一方：加炒黑蒲黄等分。

解乌头毒：附子、天雄毒。并用防风煎汁饮之。

解芫花毒：同上。

解野菌毒：同上。

解诸药毒：已死，只要心间温暖者，乃是热物犯之。只用防风一味，擂冷水灌之。

独活

【释名】羌活、羌青、独摇草、护羌使者、胡王使者、长生草。

时珍曰：独活以羌中来者为良，故有羌活、胡王使者诸名，乃一物二种也。正如川芎、抚芎、白术、苍术之义，入用微有不同，后人以为二物者非矣。

本草纲目

【集解】《别录》曰：独活，生雍州川谷，或陇西南要，二月、八月采根，曝干。

弘景曰：此州郡县并是羌地。羌活形细而多节软润，气息极猛烈。出益州、北部、西川者为独活，色微白，形虚大，为用亦相似而小不如。至易蛀，宜密器藏之。

时珍曰：独活、羌活乃一类二种，以他地者为独活；西羌者为羌活，苏颂所说颇明。按王贶《全生指迷方》云：羌活，须用紫色有蚕头鞭节者。独活是极大羌活有臼如鬼眼者，寻常皆以老宿前胡为独活者，非矣。近时江淮山中出一种土当归，长近尺许，白肉黑皮，气亦芬香，如白芷气，人亦谓之水白芷，用充独活，解散亦或用之，不可不辨。

▷根

【修治】敩曰：采得细锉，以淫羊藿拌，挹二日，曝干，去藿用，免烦人心。

时珍曰：此乃服食家治法，寻常去皮或焙用尔。

【气味】苦，甘，平，无毒。

《别录》曰：微温。

之才曰：豚实为之使。

弘景曰：药无豚实，恐是蠡实也。

【主治】风寒所击，金疮止痛，奔豚痫痓，女子疝瘕。久服轻身耐老。

疗诸贼风，百节痛风，无问久新。

独活：治诸中风湿冷，奔喘逆气，皮肤苦痒，手足挛痛劳损，风毒齿痛。羌活：治贼风失音不语，多痒，手足不遂，口面㖞斜，遍身瘴痹、血癞。

羌、独活：治一切风并气，筋骨挛拳，骨节酸疼，头旋目赤疼痛，五劳七伤，利五脏及伏梁水气。

治风寒湿痹，酸痛不仁，诸风掉眩，颈项难伸。

去肾间风邪，搜肝风，泻肝气，治项强腰脊痛。

散痈疽败血。

【发明】恭曰：疗风，宜用独活，兼水宜用羌活。

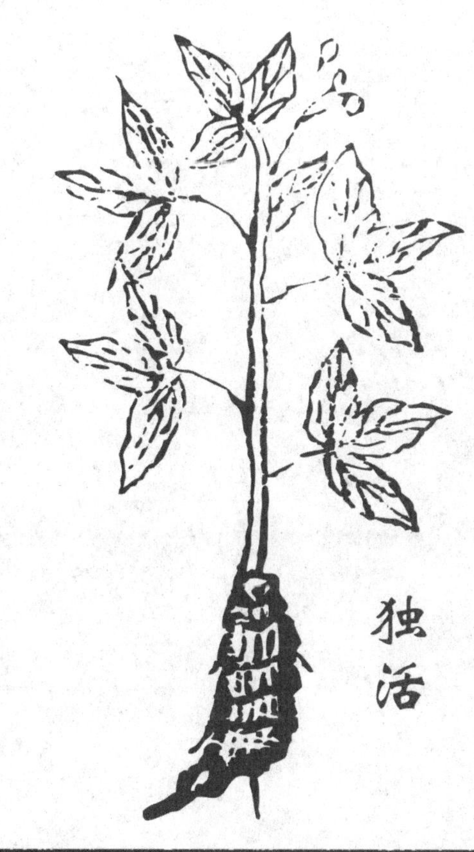

独活

时珍曰：羌活、独活皆能逐风胜湿，透关利节，但气有刚劣不同尔。《素问》云：从下上者，引而去之。二味苦辛而温，味之薄者，阴中之阳，故能引气上升，通达周身，而散风胜湿。按文系曰：唐刘师贞之兄病风。梦神人曰：但取胡王使者浸酒服便愈。师贞访问，皆不晓。复梦其母曰：胡王使者，即羌活也。求而用之，兄疾遂愈。

嘉谟曰：羌活，本手足太阳表里引经之药，又入足少阴、厥阴。名列君部之中，非比柔懦之主。小无不入，大无不通。故能散肌表八风之邪，利周身百节之痛。

【附方】中风口噤，通身冷，不知人：独活四两，好酒一升，煎半升服。

中风不语：独活一两，酒二升，煎一升，大豆五合，炒有声，以药酒热投，盖之良久，温服三合，未瘥再服。

热风瘫痪，常举发者：羌活二斤，构子一升，为末。每酒服方寸匕，日三服。

产后中风，语涩，四肢拘急：羌活三两，为末。每服五钱，酒、水各一盏，煎减半服。

产后风虚：独活、白鲜皮各三两，水三升，煮二升，分三服。耐酒者，入酒同煮。

风牙肿痛：《肘后方》：用独活煮酒热漱之。文潞公《药准》：用独活、地黄各三两，为末。每服三钱，水一盏煎，和滓温服，卧时再服。

喉闭口噤：羌活三两，牛蒡子二两，水煎一钟，入白矾少许，灌之取效。

睛垂至鼻：人睛忽垂至鼻，如黑角塞，痛不可忍，或时时大便血出，名曰肝胀。用羌活煎汁，服数盏自愈。

太阳头痛：羌活、防风、红豆等分，为末，嗃鼻。

升麻

【释名】周麻。

时珍曰：其叶似麻，其性上升，故名。按张揖《广雅》及《吴普本草》并云，升麻一名周升麻。则周或指周地，如今人呼川升麻之义。今《别录》作周麻，非省文，即脱误也。

【集解】《别录》曰：升麻生益州山谷，二月、八月采根日干。

弘景曰：旧出宁州者第一，形细而黑，极坚实。今惟出益州，好者细削，皮青绿色，谓之鸡骨升麻。北部亦有，而形虚大，黄色。建平亦有，而形大味薄，不堪用。人言是落新妇根，不然也。其形相似，气色非也。落新妇亦解毒，取叶作小儿浴汤，主惊忤。

藏器曰：落新妇今人多呼为小升麻，功用同于升麻，亦大小有殊也。

《志》曰：升麻，今嵩高出者色青，功用不如蜀者。

颂曰：今蜀汉、陕西、淮南州郡皆有之，以蜀川者为胜。春生苗，高三尺以来。叶似麻叶，并青色。四月、五月着花，似粟穗，白色。六月以后结实，黑色。根如蒿根，紫黑色，多须。

▷根

【修治】时珍曰：今人惟取里白外黑而紧实者，谓之鬼脸升麻，去须及头芦，锉用。

【气味】甘、苦，平、微寒，无毒。

元素曰：性温，味辛微苦，气味俱薄，浮而升，阳也，为足阳明、太阴引经的药。得葱白、白芷，亦入手阳明、太阴。

杲曰：引葱白，散手阳明风邪。引石膏，止阳明齿痛。人参、黄耆，非此引之，不得上行。

时珍曰：升麻，同柴胡，引生发之气上行；同葛根，能发阳明之汗。

【主治】解百毒，杀百精老物殃鬼，辟瘟疫瘴气邪气，蛊毒入口皆吐出，中恶腹痛，时气毒疠，头痛寒热，风肿诸毒，喉痛口疮。久服不夭，轻身长年。

安魂定魄，鬼附啼泣，疳䘌，游风肿毒。

治阳明头痛，补脾胃，去皮肤风邪，解肌肉间风热，疗肺痿咳唾脓血，能发浮汗。

牙根浮烂恶臭，太阳鼽衄，为疮家圣药。

消斑疹，行淤血，治阳陷眩晕，胸胁虚痛，久泄下痢，后重遗浊，带下崩中，血淋下血，阴痿足寒。

【发明】时珍曰：升麻引阳明清气上行，柴胡引少阳清气上行。此乃禀赋素弱，元气虚馁，及劳役饥饱生冷内伤，脾胃引经最要药也。升麻葛根汤，乃发散阳明风寒药也。时珍用治阳气郁遏，及元气下陷诸病，时行赤眼，每有殊效，神而明之，方可执泥乎？一人素饮酒，因寒月哭母受冷，遂病寒中，食无姜、蒜，不能一啜。至夏酷暑，又多饮水，兼怀怫郁。因病右腰一点胀痛，牵引右胁，上至胸口，则必欲卧。发则大便里急后重，频欲登圊。小便长而数，或吞酸，或吐水，或作泻，或阳痿，或厥逆，或得酒少止，或得热稍止。但受寒食寒，或劳役，或入房，或怒或饥，即时举发。一止则诸证泯然，如无病人，甚则日发数次。服温脾胜湿滋补消导诸药，皆微止随发。时珍思之，此乃饥饱劳逸，内伤元气，清阳陷遏，不能上升所致也。遂用升麻葛根汤合四君子汤，加柴胡、苍术、黄耆煎服，服后仍饮酒一二杯助之。其药

入腹，则觉清气上行，胸膈爽快，手足和暖，头目精明，神采迅发，诸证如扫。每发一服即止，神验无比。若减升麻、葛根，或不饮酒，则效便迟。大抵人年五十以后，其气消者多，长者少；降者多，升者少；秋冬之令多，而春夏之令少。若禀受弱而有前诸证者，并宜此药活法治之。《素问》云：阴精所奉其人寿，阳精所降其人夭。千古之下，窥其奥而阐其微者，张洁古、李东垣二人而已。外此，则著《参同契》《悟真篇》者，旨与此同也。又升麻能解痘毒，惟初发热时，可用解毒；痘已出后，气弱或泄泻者，亦可少用；其升麻葛根汤，则见斑后必不可用，为其解散也。本草以升麻为解毒、吐蛊毒要药，盖以其为阳明《本经》药，而性又上升故也。按《范石湖文集》云：李焘为雷州推官，鞫狱得治蛊方：毒在上，用升麻吐之，在腹，用郁金下之，或合二物服之，不吐则下。此方活人甚多也。

【附方】辟瘴明目：七物升麻丸：升麻、犀角、黄芩、朴硝、卮子、大黄各二两，豉二升（微熬）。同捣末，蜜丸梧子大。觉四肢大热，大便难，即服三十丸，取微利为度。若四肢小热，只食后服二十丸。非但辟瘴，甚能明目。

喉痹作痛：升麻片含咽。或以半两，煎服取吐。

胃热齿痛：升麻煎汤，热漱咽之，解毒。或加生地黄。

口舌生疮：升麻一两，黄连三分，为末，绵裹含咽。

热痱瘙痒：升麻煎汤饮，并洗之。

小儿尿血：蜀升麻五分，水五合，煎一合，服之。一岁儿，一日一服。

产后恶血不尽：或经月半年。以升麻三两，清酒五升，煮取二升，分半再服。当吐下恶物，极良。

解莨菪毒：升麻煮汁，多服之。

挑生蛊毒：野葛毒。并以升麻多煎，频饮之。

苦参

【释名】苦蘵、苦骨、地槐、水槐、菟槐、骄槐、野槐、白茎。

《别录》又名芩茎、禄白、陵郎、虎麻。

时珍曰：苦以味名，参以功名，槐以叶形名也。苦蘵与菜部苦蘵同名异物。

【集解】《别录》曰：苦参生汝南山谷及田野，三月、八月、十月采根曝干。

弘景曰：近道处处有之。叶极似槐叶，花黄色，子作荚，根味至苦恶。

颂曰：其根黄色，长五七寸许，两指粗细。三五茎并

生，苗高三四尺以来。叶碎青色，极似槐叶，春生冬凋。其花黄白色，七月结实如小豆子。河北生者无花子。五月、六月、八月、十月采根，曝干。

时珍曰：七八月结角如萝卜子，角内有子二三粒，如小豆而坚。

▷根

【修治】敩曰：采根，用糯米浓泔汁浸一宿，其腥秽气并浮在水面上，须重重淘过，即蒸之，从巳至申，取晒切用。

【气味】苦，寒，无毒。

之才曰：玄参为之使，恶贝母、菟丝、漏芦，反藜芦。

时珍曰：伏汞，制雌黄、焰硝。

【主治】心腹结气，症瘕积聚，黄疸，溺有余沥，逐水，除痈肿，补中，明目止泪。

养肝胆气，安五脏，平胃气，令人嗜食轻身，定志益精，利九窍，除伏热肠澼，止渴醒酒，小便黄赤，疗恶疮，下部䘌。

渍酒饮，治疥杀虫。治恶虫，胫酸。

治热毒风，皮肌烦躁生疮，赤癞眉脱，除大热嗜睡，治腹中冷痛，中恶腹痛。

杀疳虫。炒存性，米饮服，治肠风泻血并热痢。

【发明】元素曰：苦参，味苦，气沉，纯阴，足少阴肾经君药也。治《本经》须用，能逐湿。

颂曰：古今方用治风热疮疹最多。

宗奭曰：沈存中《笔谈》，载其苦腰重久坐不能行。有一将佐曰：此乃病齿数年，用苦参揩齿，其气味入齿伤肾所致也。后有太常少卿舒昭亮，亦用苦参揩齿，岁久亦病腰。自后悉不用之，腰疾皆愈。此皆方书不载者。

震亨曰：苦参能峻补阴气，或得之而致腰重者，因其气降而不升也，非伤肾之谓也。其治大风有功，况风热细疹乎？

时珍曰：子午乃少阴君火对化，故苦参、黄檗之苦寒，皆能补肾，盖取其苦燥湿、寒除热也。热生风，湿生虫，故又能治风杀虫。惟肾水弱而相火胜者，用之相宜。若火衰精冷，真元不足，及年高之人，不可用也。《素问》云：五味入胃，各归其所喜攻，久而增气，物化之常也。气增而久，夭之由也。王冰注云：入肝为温，入心为热，入肺为清，入肾为寒，入脾为至阴而兼四气，皆为增其味而益其气，各从本脏之气。故久服黄连、苦参而反热者，此其类也。气增不已，则脏气有偏胜，偏胜则脏有偏绝，故有暴夭。是以药不具五味，不备四气，而久服之，虽且获胜，久必暴夭。但人疏忽，不能

精候尔。张从正亦云：凡药皆毒也。虽甘草、苦参，不可不谓之毒。久服则五味各归其脏，必有偏胜气增之患。诸药皆然，学者当触类而长之可也。至于饮食亦然。又按《史记》云：太仓公淳于意医齐大夫病龋齿，灸左手阳明脉，以苦参汤日漱三升，出入五六日，其风愈。此亦取其去风气湿热、杀虫之义。

【附方】热病狂邪，不避水火，欲杀人：苦参末，蜜丸梧子大。每服十丸，薄荷汤下。亦可为末，二钱，水煎服。

伤寒结胸：天行病四五日，结胸满痛壮热。苦参一两，以醋三升，煮取一升二合，饮之取吐即愈。天行毒病，非苦参、醋药不解，及温覆取汗良。

谷疸食劳：食毕头旋，心怫郁不安而发黄。由失饥大食，胃气冲熏所致。苦参三两，龙胆一合，为末，牛胆丸梧子大。生大麦苗汁服五丸，日三服。

毒热足肿作痛欲脱者：苦参煮酒渍之。

梦遗食减：白色苦参三两，白术五两，牡蛎粉四两，为末。用雄猪肚一具，洗净，砂罐煮烂，石臼捣和药，干则入汁，丸小豆大。每服四十丸，米汤下，日三服。久服身肥食进，而梦遗立止。

小腹热痛，青黑或赤色，不能喘者：苦参一两，醋一升半，煎八合，分二服。

中恶心痛：苦参三两，苦酒一升半，煮取八合，分二服。

饮食中毒，鱼肉菜等毒：上方煎服，取吐即愈。

血痢不止：苦参炒焦为末，水丸梧子大。每服十五丸，米饮下。

大肠脱肛：苦参、五倍子、陈壁土等分，煎汤洗之，以木贼末敷之。

产后露风，四肢苦烦热：头痛者，与小柴胡；头不痛者，用苦参二两，黄芩一两，生地黄四两，水八升，煎二升，分数服。

鼻疮脓臭：有虫也。苦参、枯矾一两，生地黄汁三合，水二盏，煎三合，少少滴之。

肺热生疮，遍身皆是：用苦参末，粟米饭，丸梧子大。每服五十丸，空心米饮下。

遍身风疹：痒痛不可忍，胸颈脐腹及近隐皆然者，亦多涎痰，夜不得睡。用苦参末一两，皂角二两，水一升，揉滤取汁。石器熬成膏，和末丸梧子大。每服三十丸，食后温水服，次日便愈。

大风癞疾：颂曰：用苦参五两切，以好酒三斗渍三十日。每饮一合，日三服，常服不绝。若觉痹，即瘥。张子和《儒门事亲》：用苦参末二两，以猪肚盛之，缝合煮

熟，取出去药。先饿一日，次早先饮新水一盏，将猪肚食之，如吐再食。待一二时，以肉汤调无忧散五七钱服，取出大小虫一二两为效。后以不蛀皂角一斤，去皮子，煮汁，入苦参末调糊。下何首乌末二两，防风末一两半，当归末一两，芍药末五钱，人参末三钱，丸梧子大。每服三五十丸，温酒或茶下，日三服。仍用麻黄、苦参、荆芥煎水洗之。《圣济总录》：苦参丸：治大风癞及热毒风疮疥癣。苦参九月末掘取，去皮曝干，取粉一斤，枳壳麸炒六两，为末，蜜丸。每温酒下三十丸，日二夜一服。一方：去枳壳。

肾脏风毒及心肺积热，皮肤生疥癞，瘙痒时出黄水，及大风手足坏烂，一切风疾：苦参三十二两，荆芥穗一十六两，为末，水糊丸梧子大。每服三十丸，茶下。

上下诸瘘，或在项，或在下部：用苦参五升，苦酒一斗，渍三四日服之，以知为度。

鼠瘘恶疮：苦参二斤，露蜂房二两，曲二斤，水三斗，渍二宿，去滓，入黍米二升，酿熟，稍饮，日三次。

下部漏疮：苦参煎汤，日日洗之。

瘰疬结核：苦参四两捣末，牛膝汁丸绿豆大。每暖水下二十丸。

赤白带下：苦参二两，牡蛎粉一两五钱，为末。以雄猪肚一个，水三碗煮烂，捣泥和丸梧子大。每服百丸，温酒下。

▷实

【气味】同根。

【主治】久服轻身不老，明目。饵如槐子法，有验。

杜衡

【释名】杜葵、马蹄香、土卤、土细辛。

恭曰：杜衡，叶似葵，形似马蹄，故俗名马蹄香。

颂曰：《尔雅》杜又名土卤，然杜若亦名杜衡，或疑是杜若。而郭璞注云，似葵，当是杜衡也。

【集解】《别录》曰：杜衡生山谷，三月三日采根，熟洗曝干。

弘景曰：根叶都似细辛，惟气小异尔。处处有之。方药少用，惟道家服之。令人身衣香。

颂曰：今江淮间皆有之。春初于宿根上生苗，叶似马蹄下状，高二三寸，茎如麦藁粗细，每窠上有五七叶，或八九叶，别无枝蔓。又于茎叶间罅内芦头上贴地生紫花，其花似见不见，暗结实如豆大，窠内有碎子，似天仙子。苗叶俱青，经霜即枯，其根成空，有似饭帚密闹，细长四五

寸，粗于细辛，微黄白色，味辛。江淮俗呼为马蹄香。谨按《山海经》云：天帝之山有草焉，其状如葵，其臭如蘼芜，名曰杜衡。可以走马，食之已瘿。郭璞注云：带之可以走马。或曰：马得之而健走也。

时珍曰：按《土宿本草》云：杜细辛，叶圆如马蹄，紫背者良，江南、荆、湖、川、陕、闽、广俱有之。取自然汁，可伏硫、砒，制汞。

▷根

【气味】辛，温，无毒。

【主治】风寒咳逆。作浴汤，香人衣体。

止气奔喘促，消痰饮，破留血、项间瘿瘤之疾。

下气杀虫。

【发明】时珍曰：古方吐药往往用杜衡者，非杜衡也，乃及己也。及己似细辛而有毒，吐人。昔人多以及己当杜衡，杜衡当细辛，故尔错误也。杜衡则无毒，不吐人，功虽不及细辛，而亦能散风寒，下气消痰，行水破血也。

【附方】风寒头痛：伤风伤寒，头痛发热，初觉者。马蹄香为末，每服一钱，热酒调下，少顷饮热茶一碗，催之出汗即愈，名香汗散。

饮水停滞：大热行极，及食热饼后，饮冷水过多不消，停滞在胸不利，呼吸喘息者。杜衡三分，瓜蒂二分，人参一分，为末。汤服一钱，日二服，取吐为度。

痰气哮喘：马蹄香焙研，每服二三钱，正发时淡醋调下，少顷吐出痰涎为验。

噎食膈气：马蹄香四两，为末，好酒三升，熬膏。每服二匙，好酒调下，日三服。

吐血淤聚：凡吐血后，心中不闷者必止；若烦躁闷乱刺胀者，尚有淤血在胃，宜吐之。方同饮水停滞。

喉闭肿痛：草药金锁匙，即马蹄草，以根捣，井华水调下即效。

当归

【释名】乾归、山蕲、白蕲、文无。

时珍曰：当归本非芹类，特以花叶似芹，故得芹名。古人娶妻为嗣续也，当归调血为女人要药，有思夫之意，故有当归之名，正与唐诗『胡麻好种无人种，正是归时又不归』之旨相同。崔豹《古今注》云：古人相赠以芍药，相招以文无。文无一名当归，芍药一名将离故也。

【集解】《别录》曰：当归生陇西川谷，二月、八月采根，阴干。

时珍曰：今陕、蜀、秦州、汶州诸处人多栽莳为货。以

秦归头圆尾多色紫气香肥润者，名马尾归，最胜他处；头大尾粗色白坚枯者，为镵头归，止宜入发散药尔。韩𢘽言川产者力刚而善攻，秦产者力柔而善补，是矣。

▷根

【修治】时珍曰：雷、张二氏所说头尾功效各异。凡物之根，身半已上，气脉上行，法乎天；身半已下，气脉下行，法乎地。人身法象天地，则治上当用头，治中当用身，治下当用尾，通治则全用，乃一定之理也。当以张氏之说为优。凡晒干乘热纸封瓮收之，不蛀。

【气味】甘，温，无毒。

《别录》曰：辛，大温。

普曰：神农、黄帝、桐君、扁鹊：甘，无毒；岐伯、雷公：辛，无毒；李当之：小温。

杲曰：甘，辛，温，无毒。气厚味薄，可升可降，阳中微阴，入手少阴、足太阴、厥阴经血分。

之才曰：恶蕳茹、湿面，畏菖蒲、海藻、牡蒙、生姜，制雄黄。

【主治】咳逆上气，温疟寒热洗洗在皮肤中，妇人漏下绝子，诸恶疮疡金疮，煮汁饮之。

温中止痛，除客血内塞，中风痓汗不出，湿痹中恶，客气虚冷，补五脏，生肌肉。

止呕逆，虚劳寒热，下痢腹痛齿痛，女人沥血腰痛，崩中，补诸不足。

治一切风，一切气，补一切劳，破恶血，养新血，及症癖，肠胃冷。

治头痛，心腹诸痛，润肠胃筋骨皮肤，治痈疽，排脓止痛，和血补血。

主痿癖嗜卧，足下热而痛。冲脉为病，气逆里急。带脉为病，腹痛，腰溶溶如坐水中。

【发明】权曰：患人虚冷者，加而用之。

元素曰：其用有三：一心经本药，二和血，三治诸病夜甚。凡血受病，必须用之。血壅而不流则痛，当归之甘温能和血，辛温能散内寒，苦温能助心散寒，使气血各有所归。

【附方】产难胎死，横生倒生：用当归三两，川芎一两，为末，先以大黑豆炒焦，入流水一盏，童便一盏，煎至一盏，分为二服。未效再服。

倒产子死不出：当归末，酒服方寸匕。

产后血胀，腹痛引胁：当归二钱，干姜（炮）五分，为末。每服三钱，水一盏，煎八分，入盐、酢少许，热服。

产后腹痛如绞：当归末五钱，白蜜一合，水一盏，煎一盏，分为二服。未效再服。

产后自汗：壮热，气短，腰脚痛不可转。当归三钱，黄耆白芍药（酒炒）各二钱，生姜五片，水一盏半，煎七分，温服。

产后中风：不省人事，口吐涎沫，手足瘛疭。当归、荆芥穗等分，为末。每服二钱，水一盏，酒少许，童尿少许，煎七分，灌之，下咽即有生意，神效。

小儿胎寒好啼，昼夜不止，因此成痫：当归末一小豆大，以乳汁灌之，日夜三四度。

白芷

【释名】白茝、芳香、泽芬、苻蓠。

时珍曰：徐锴云：初生根干为芷，则白芷之义取乎此也。王安石《字说》云：茝香可以养鼻，又可养体，故茝字从臣。音怡，养也。许慎《说文》云：晋谓之䓞，齐谓之臣，楚谓之蓠，又谓之药。生于下泽，芬芳与兰同德，故骚人以兰为咏，而本草有芬香、泽芬之名，古人谓之香白芷云。

【集解】《别录》曰：白芷生河东川谷下泽，二月、八月采根，曝干。

弘景曰：今处处有之，东间甚多。叶可合香。

▷根

【修治】时珍曰：今人采根洗刮寸截，以石灰拌匀，晒收，为其易蛀，并欲色白也。入药微焙。

【气味】辛，温，无毒。

元素曰：气温，味苦、大辛。气味俱轻，阳也。手阳明引经本药，同升麻则通行手、足阳明经，亦入手太阴经。

之才曰：当归为之使，恶旋覆花，制雄黄、硫黄。

【主治】女人漏下赤白，血闭阴肿，寒热，头风侵目泪出，长肌肤，润泽颜色，可作面脂。

疗风邪，久渴吐呕，两胁满，风痛，头眩目痒。可作膏药。

治目赤胬肉，去面疵瘢，补胎漏滑落，破宿血，补新

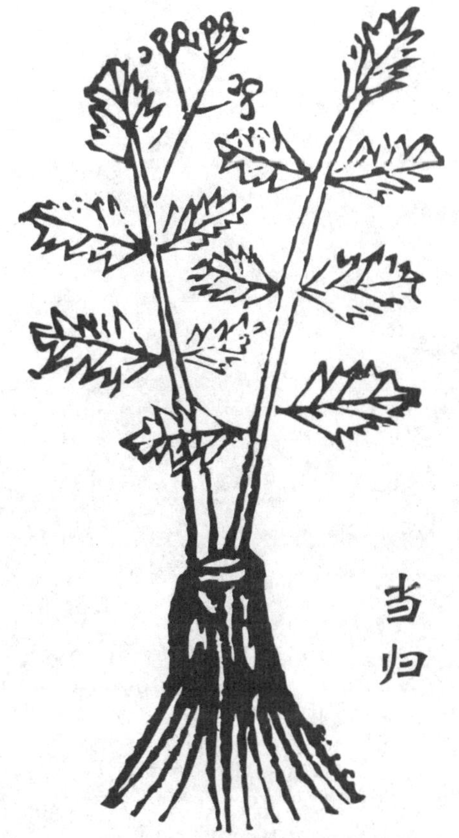

血，乳痈发背瘰疬，肠风痔瘘，疮痍疥癣，止痛排脓。

能蚀脓，止心腹血刺痛，女人沥血腰痛，血崩。

解利手阳明头痛，中风寒热，及肺经风热，头面皮肤风痹燥痒。

治鼻渊鼻衄，齿痛，眉棱骨痛，大肠风秘，小便去血，妇人血风眩晕，翻胃吐食，解砒毒蛇伤，刀箭金疮。

【发明】时珍曰：白芷色白味辛，行手阳明庚金；性温气厚，行足阳明戊土；芳香上达，入手太阴肺经。肺者，庚之弟，戊之子也。故所主之病不离三经。如头目眉齿诸病，三经之风热也；如漏带痈疽诸病，三经之湿热也。风热者辛以散之，湿热者温以除之。为阳明主药，故又能治血病胎病，而排脓生肌止痛。按王璆《百一选方》云：王定国病风头痛，至都梁求名医杨介治之，连进三丸，即时病失。恳求其方，则用香白芷一味，洗晒为末，炼蜜丸弹子大。每嚼一丸，以茶清或荆芥汤化下。遂命名都梁丸。其药治头风眩晕，女人胎前产后，伤风头痛，血风头痛，皆效。戴原礼《要诀》亦云：头痛挟热，项生磊块者，服之甚宜。又《仙神隐书》，言种白芷能辟蛇，则《夷坚志》所载治腹蛇伤之方，亦制以所畏也，而本草不曾言及。

【附方】风寒流涕：香白芷一两，荆芥穗一钱，为末，蜡茶点服二钱。

小儿流涕：是风寒也。白芷末、葱白，捣丸小豆大，每茶下二十丸。仍以白芷末，姜汁调，涂太阳穴，乃食热葱粥取汁。

小儿身热：白芷煮汤浴之，取汗避风。

▷叶

【主治】作浴汤，去尸虫。

浴丹毒瘾疹风瘙。

【附方】小儿身热：白芷苗、苦参等分，煎浆水，入盐少许洗之。

芍药

【释名】将离、犁食、白木、余容，白者名金芍药，赤者名木芍药。

时珍曰：芍药，犹婥约也。婥约，美好貌。此草花容婥约，故以为名。罗愿《尔雅翼》言，制食之毒，莫良于勺，故得药名，亦通。郑风诗云：伊其相谑，赠之以芍药。《韩诗外传》云：勺药，离草也。董子云：勺药一名将离，故将别赠之。俗呼其花之千叶者为小牡丹，赤者为木芍药，与牡丹同名也。

【集解】《别录》曰：芍药生中岳川谷及丘陵，二月、八月采根，曝干。

弘景曰：今出白山、蒋山、茅山最好，白而长尺许。余处亦有而多赤，赤者小利。

《志》曰：此有赤白两种，其花亦有赤白二色。

▷根

【修治】时珍曰：今人多生用，惟避中寒者以酒炒，入女人血药以醋炒耳。

【气味】苦，平，无毒。

《别录》曰：酸，微寒，有小毒。

时珍：同白术补脾，同芎䓖泻肝，同人参补气，同当归补血，以酒炒补阴，同甘草止腹痛，同黄连止泻痢，同防风发痘疹，同姜、枣温经散湿。

【主治】邪气腹痛，除血痹，破坚积，寒热疝瘕，止痛，利小便，益气。

通顺血脉，缓中，散恶血，逐贼血，去水气，利膀胱大小肠，消痈肿，时行寒热，中恶腹痛腰痛。

治脏腑壅气，强五脏，补肾气，治时疾骨热，妇人血闭不通，能蚀脓。

止下痢腹痛后重。

【发明】时珍曰：白芍药益脾，能于土中泻木。赤芍药散邪，能行血中之滞。《日华子》言赤补气，白治血，欠审矣。产后肝血已虚，不可更泻，故禁之。酸寒之药多矣，何独避芍药耶？以此。

颂曰：张仲景治伤寒多用芍药，以其主寒热、利小便故也。

杲曰：或言古人以酸涩为收，《本经》何以言利小便？曰：芍药能益阴滋湿而停津液，故小便自行，非因通利也。曰：又言缓中何也？曰：损其肝者缓其中，即调血也，故四物汤用芍药。大抵酸涩者为收敛停湿之剂，故主手足太阴经收敛之体，又能治血海而入于九地之下，后至厥阴经。白者色在西方，故补；赤者色在南方，故泻。

【附方】服食法：颂曰：安期生服炼芍药法云：芍药有二种：救病用金芍药，色白多脂肉；其木芍药，色紫瘦多脉。若取审看，勿令差错。凡采得，净洗去皮，以东流水煮百沸，阴干。停三日，又于木甑内蒸之，上覆以净黄土，一日夜熟，出阴干，捣末。以麦饮或酒服三钱匕，日三。服满三百日，可以登岭绝谷不饥。

腹中虚痛：白芍药三钱，炙甘草一钱，夏月加黄芩五分；恶寒，加肉桂一钱，冬月大寒再加桂一钱。水二盏，煎一半，温服。

风毒骨痛在髓中：芍药二分，虎骨一两，炙为末，夹绢袋盛，酒三升，渍五日。每服三合，日三服。

脚气肿痛：白芍药六两，甘草一两，为末，白汤点服。

消渴引饮：白芍药、甘草等分，为末。每用一钱，水煎服，日三服。鄂渚辛祐之患此九年，服药止而复作。苏朴授此方，服之七日顿愈。古人处方，殆不可晓，不可以平易而忽之也。

小便五淋：赤芍药一两，槟榔一个，面裹煨，为末。每服一钱，水一盏，煎七分，空心服。

金疮血出：白芍药一两，熬黄为末，酒或米饮服二钱，渐加之，仍以末敷疮上即止，良验。

痘疮胀痛：白芍药为末，酒服半钱匕。

木舌肿满，塞口杀人：红芍药、甘草煎水热漱。

鱼骨哽咽：白芍药嚼细咽汁。

牡丹

【释名】鼠姑、鹿韭、百两金、木芍药、花王。

时珍曰：牡丹以色丹者为上，虽结子而根上生苗，故谓之牡丹。唐人谓之木芍药，以其花似芍药，而宿干似木也。群花品中，以牡丹第一，芍药第二，故世谓牡丹为花王，芍药为花相。欧阳修《花谱》所载，凡三十余种。其名或以地，或以人，或以色，或以异，详见本书。

【集解】时珍曰：牡丹，惟取红白单瓣者入药。其千叶异品，皆人巧所致，气味不纯，不可用。《花谱》载丹州、延州以西及褒斜道中最多，与荆棘无异，土人取以为薪，其根入药尤妙。凡栽花者，根下着白蔹末辟虫，穴中点硫黄杀蠹，以乌贼骨针其树必枯，此物性，亦不可不知也。

▷根皮

【气味】辛，寒，无毒。

《别录》曰：苦，微寒。

普曰：神农、岐伯：辛。雷公、桐君：苦，无毒。黄帝：苦，有毒。

好古曰：气寒，味苦、辛，阴中微阳，入手厥阴、足少阴经。

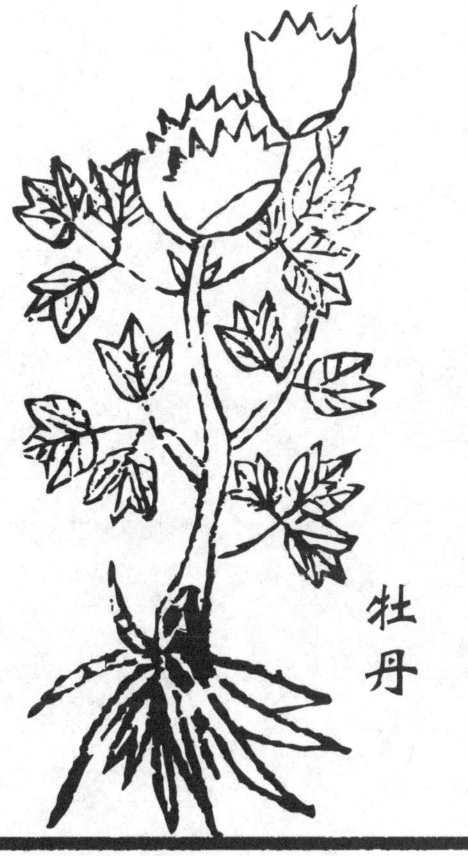

之才：畏贝母、大黄、菟丝子。

大明曰：忌蒜、胡荽，伏砒。

【主治】寒热，中风瘛疭，惊痫邪气，除症坚淤血留舍肠胃，安五脏，疗痈疮。

除时气头痛，客热五劳，劳气头腰痛，风噤癫疾。

久服轻身益寿。

治冷气，散诸痛，女子经脉不通，血沥腰痛。

通关腠血脉，排脓，消扑损淤血，续筋骨，除风痹，治胎下胞，产后一切冷热血气。

治神志不足，无汗之骨蒸，衄血吐血。

和血生血凉血，治血中伏火，除烦热。

【发明】时珍曰：牡丹皮治手、足少阴、厥阴四经血分伏火。盖伏火即阴火也，阴火即相火也。古方惟以此治相火，故仲景肾气丸用之。后人乃专以黄檗治相火，不知牡丹之功更胜也。此乃千载秘奥，人所不知，今为拈出。赤花者利，白花者补，人亦罕悟，宜分别之。

【附方】癞疝偏坠，气胀不能动者：牡丹皮、防风等分，为末，酒服二钱，甚效。

妇人恶血攻聚上面，多怒：牡丹皮半两，干漆烧烟尽半两，水二钟，煎一钟服。

伤损淤血：牡丹皮二两，虻虫二十一枚，熬过同捣末。每旦温酒服方寸匕，血当化为水下。

金疮内漏，血不出：牡丹皮为末，水服三指撮，立尿出血也。

下部生疮，已决洞者：牡丹末，汤服方寸匕，日三服。

解中蛊毒：牡丹根捣末，服一钱匕，日三服。

高良姜

【校正】并入《开宝本草》红豆蔻。

【释名】蛮姜，子名红豆蔻。

时珍曰：陶隐居言此姜始出高良郡，故得此名。按高良，即今高州也。汉为高凉县，吴改为郡。其山高而稍凉，因以为名，则高良当作高凉也。

【集解】弘景曰：出高良郡。二月、三月采根。形气与杜若相似，而叶如山姜。

时珍曰：按范成大《桂海志》云：红豆蔻花丛生，叶瘦如碧芦，春末始发。初开花抽一干，有大箨包之，箨拆花见。一穗数十蕊，淡红鲜妍，如桃杏花色。蕊重则下垂如葡萄，又如火齐璎珞及剪彩鸾枝之状。每蕊有心两瓣，人比之连理也。其子亦似草豆蔻。

【修治】时珍曰：高良姜、红豆蔻，并宜炒过入药。亦有以姜同吴茱萸、东壁土炒过入药用者。

▷根

【气味】辛，大温，无毒。

《志》曰：辛、苦，大热，无毒。

张元素曰：辛，热，纯阳，浮也。入足太阴、阳明经。

【主治】暴冷，胃中冷逆，霍乱腹痛。

下气益声，好颜色。煮饮服之，止痢。

治风破气，腹内久冷气痛，去风冷痹弱。

转筋泻痢，反胃呕食，解酒毒，消宿食。

含块咽津，治忽然恶心，呕清水，逡巡即瘥。若口臭者，同草豆蔻为末，煎饮。

孙思邈《千金方》：健脾胃，宽噎膈，破冷癖，除瘴疟。

【发明】时珍曰：《十全方》言：心脾冷痛，用高良姜，细锉微炒为末，米饮服一钱，立止。太祖高皇帝御制周颠仙碑文，亦载其有验云。又秽迹佛有治心口痛方云：凡男女心口一点痛者，乃胃脘有滞或有虫也。多因怒及受寒而起，遂致终身。俗言心气痛者，非也。用高良姜以酒洗七次焙研，香附子以醋洗七次焙研，各记收之。病因寒得，用姜末二钱，附末一钱；因怒得，用附末二钱，姜末一钱；寒怒兼有，各一钱半，以米饮加入生姜汁一匙，盐一捻，服之立止。韩飞霞《医通》书亦称其功云。

【附方】霍乱吐痢：火炙高良姜令焦香。每用五两，以酒一升，煮三四沸，顿服。亦治腹痛中恶。

霍乱腹痛：高良姜一两（锉），以水三大盏，煎二盏半，去滓，入粳米一合，煮粥食之，便止。

霍乱呕甚不止：用高良姜（生锉）二钱，大枣一枚，水煎冷服，立定。名冰壶汤。

脚气欲吐：苏恭曰：凡患脚气人，每旦饱食，午后少食，日晚不食。若饥，可食豉粥。若觉不消，欲致霍乱者，即以高良姜一两，水三升，煮一升，顿服尽，即消。若猝无者，以母姜一两代之，清酒煎服。虽不及高良姜，亦甚效也。

养脾温胃：去冷消痰，宽胸下气，大治心脾疼及一切冷物所伤。用高良姜、干姜等分，炮研末，面糊丸梧子大，每食后橘皮汤下十五丸。妊妇勿服。

头痛嗜鼻：高良姜生研频嗜。

豆蔻

【校正】自果部移入此。

【释名】草豆蔻、漏蔻、草果。

时珍曰：按扬雄《方言》云：凡物盛多曰蔻。豆蔻之名，或取此义。豆象形也。《南方异物志》作漏蔻，盖南人字无正音也。今虽不专为果，犹入茶食料用，尚有草果之称焉。《金光明经》三十二品香药：谓之苏乞迷罗。

【集解】《别录》曰：豆蔻生南海。

恭曰：苗似山姜，花黄白色，苗根及子亦似杜若。

时珍曰：草豆蔻、草果虽是一物，然微有不同。今建宁所产豆蔻，大如龙眼而形微长，其皮黄白薄而棱峭，其仁大如缩砂仁而辛香气和。滇广所产草果，长大如诃子，其皮黑厚而棱密，其子粗而辛臭，正如斑蝥之气。彼人皆用芼茶及作食料，恒用之物。广人取生草蔻入梅汁，盐渍令红，曝干荐酒，名红盐草果。其初结小者，名鹦哥舌。元朝《饮膳》，皆以草果为上供。南人复用一种火杨梅伪充草豆蔻，其形圆而粗，气味辛猛而不和，人亦多用之，或云即山姜实也，不可不辨。

【修治】时珍曰：今人惟以面裹火煨熟，去皮用之。

▷仁

【气味】辛，温，涩，无毒。

好古曰：大辛热，阳也，浮也。入足太阴、阳明经。

【主治】温中，心腹痛，呕吐，去口臭气。

下气，止霍乱，一切冷气，消酒毒。

治瘴疠寒疟，伤暑吐下泄痢，噎膈反胃，痞满吐酸，痰饮积聚，妇人恶阻带下，除寒燥湿，开郁破气，杀鱼肉毒。制丹砂。

【发明】时珍曰：豆蔻治病，取其辛热浮散，能入太阴阳明，除寒燥湿，开郁化食之力而已。南地卑下，山岚烟瘴，饮啖酸咸，脾胃常多寒湿郁滞之病。故食料必用，与之相宜。然过多亦能助脾热伤肺损目。或云：与知母同用，治瘴疟寒热，取其一阴一阳无偏胜之害。盖草果治太阴独胜之寒，知母治阳明独胜之火也。

【附方】心腹胀满短气：用草豆蔻一两，去皮为末，以木瓜生姜汤，调服半钱。

胃弱呕逆不食：用草豆蔻仁二枚，高良姜半两，水一盏，煮取汁，入生姜汁半合，和白面作拨刀，以羊肉臛汁煮熟，空心食之。

脾肾不足：草果仁一两，以舶茴香一两炒香，去茴不用；吴茱萸汤泡七次，以破故纸一两炒香，去故纸不用；葫芦巴一两，以山茱萸一两炒香，去茱萸不用。右三味为散，酒糊丸梧子大。每服六十丸，盐汤下。

赤白带下：连皮草果一枚，乳香一小块，面裹煨焦黄，同面研细。每米饮服二钱，日二服。

香口辟臭：豆蔻、细辛为末，含之。

本草纲目

脾痛胀满：草果仁二个，酒煎服之。

▷花

【气味】辛，热，无毒。

【主治】下气，止呕逆，除霍乱，调中补胃气，消酒毒。

姜黄

【释名】宝鼎香。

【集解】恭曰：姜黄根叶都似郁金。其花春生于根，与苗并出，入夏花烂无子。根有黄、青、白三色。其作之方法，与郁金同。西戎人谓之蒁药。其味辛少苦多，与郁金同，惟花生异耳。

时珍曰：近时以扁如干姜形者，为片子姜黄；圆如蝉腹形者，为蝉肚郁金，并可浸水染色。蒁形虽似郁金，而色不黄也。

▷根

【气味】辛、苦，大寒，无毒。

藏器曰：辛少苦多，性热不冷。云大寒，误矣。

【主治】心腹结积疰忤，下气破血，除风热，消痈肿，功力烈于郁金。

治症瘕血块，通月经，治扑损淤血，止暴风痛冷气，下食。

祛邪辟恶，治气胀，产后败血攻心。

治风痹臂痛。

【发明】时珍曰：姜黄、郁金、蒁药三物，形状功用皆相近。但郁金入心治血；而姜黄兼入脾，兼治气；蒁药则入肝，兼治气中之血，为不同尔。古方五痹汤用片子姜黄，治风寒湿气手臂痛。戴原礼《要诀》云：片子姜黄能入手臂治痛。其兼理血中之气可知。

【附方】心痛难忍：姜黄一两，桂三两，为末，醋汤服一钱。

胎寒腹痛，啼哭吐乳，大便泻青，状若惊搐，出冷汗：姜黄一钱，没药、木香、乳香二钱，为末，蜜丸芡子大。每服一丸，钩藤煎汤化下。

产后血痛有块：用姜黄、桂心等分，为末，酒服方寸匕。血下尽即愈。

疮癣初生：姜黄末掺之，妙。

藿香

【校正】承曰：宜入草部。

【释名】兜娄婆香。

时珍曰：豆叶曰藿，其叶似之，故名。《楞严经》云：坛前以兜娄婆香煎水洗浴。即此。《法华经》谓之多摩罗跋香，《金光明经》谓之钵怛罗香，皆兜娄二字梵言也。涅槃又谓之迦算香。

【集解】禹锡曰：按《南州异物志》云：藿香出海边国，形如都梁，叶似水苏，可着衣服中。嵇含《南方草木状》云：出交阯、九真、武平、兴古诸地，吏民自种之，榛生，五六月采，日干乃芬香。

时珍曰：藿香方茎有节中虚，叶微似茄叶。洁古、东垣惟用其叶，不用枝梗。今人并枝梗用之，因叶多伪故耳。《唐史》云：顿逊国出藿香，插枝便生，叶如都梁者，是也。刘欣期《交州记》言藿香似苏合香者，谓其气相似，非谓形状也。

▷枝叶

【气味】辛，微温，无毒。

元素曰：辛、甘。又曰：甘、苦，气厚味薄，浮而升，阳也。

杲曰：可升可降，阳也。入手、足太阴经。

【主治】风水毒肿，去恶气，止霍乱心腹痛。

脾胃吐逆为要药。

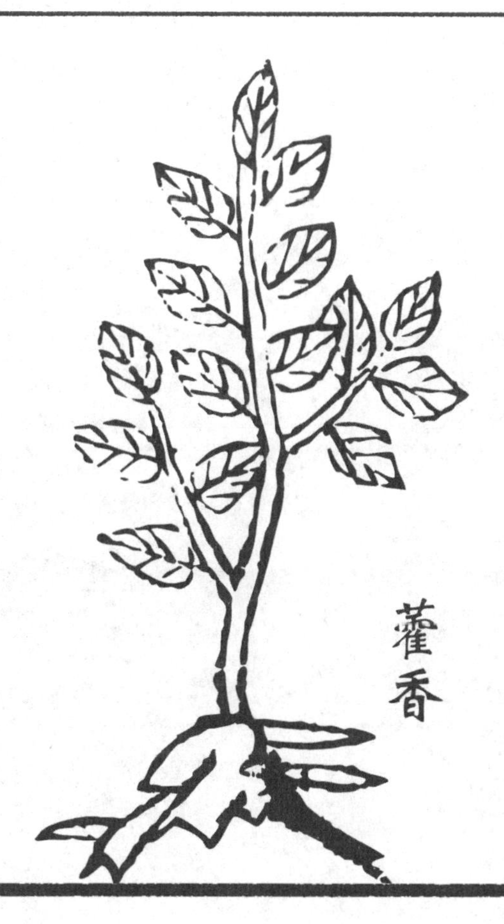

藿香

助胃气，开胃口，进饮食。

温中快气，肺虚有寒，上焦壅热，饮酒口臭，煎汤漱口。

【发明】杲曰：芳香之气助脾胃，故藿香能止呕逆，进饮食。

好古曰：手、足太阴之药。故入顺气乌药散，则补肺；入黄耆四君子汤，则补脾也。

【附方】升降诸气：藿香一两，香附炒五两，为末，每以白汤点服一钱。

霍乱吐泻垂死者：服之回生。用藿香叶、陈皮各半两，水二盏，煎一盏，温服。

暑月吐泻：滑石炒二两，藿香二钱半，丁香五分，为

末。每服一二钱，浙米泔调服。

胎气不安，气不升降，呕吐酸水：香附、藿香、甘草二钱，为末。每服二钱，入盐少许，沸汤调服之。

香口去臭：藿香洗净，煎汤，时时噙漱。

冷露疮烂：藿香叶、细茶等分，烧灰，油调涂叶上贴之。

薄荷

【校正】自菜部移入此。

【释名】蕃荷菜、吴菝蔄、南薄荷、金钱薄荷。

时珍曰：薄荷，俗称也。陈士良《食性本草》作菝蔄，扬雄《甘泉赋》作茇葀，吕忱《字林》作茇苦，则薄荷之为讹称可知矣。孙思邈《千金方》作蕃荷，又方音之讹也。今人药用，多以苏州者为胜，故陈士良谓之吴菝蔄，以别胡菝葀也。

机曰：小儿方多用金钱薄荷，谓其叶小颇圆如钱也，书作金银误矣。

【集解】时珍曰：薄荷，人多栽莳。二月宿根生苗，清明前后分之。方茎赤色，其叶对生，初时形长而头圆，及长则尖。吴、越、川、湖人多以代茶。苏州所莳者，茎小而气芳，江西者稍粗，川蜀者更粗，入药以苏产为胜。物类《相感志》云：凡收薄荷，须隔夜以粪水浇之，雨后乃可刈收，则性凉，不尔不凉也。野生者，茎叶气味都相似。

▷茎叶

【气味】辛，温，无毒。

思邈曰：苦、辛，平。

元素曰：辛，凉。

甄权曰：同薤作齑食相宜。新病瘥人勿食之，令人虚汗不止。瘦弱人久食之，动消渴病。

【主治】贼风伤寒发汗，恶气心腹胀满，霍乱，宿食不消，下气，煮汁服之，发汗，大解劳乏，亦堪生食。

作菜久食，却肾气，辟邪毒，除劳气，令人口气香洁。煎汤洗漆疮。

通利关节，发毒汗，去愤气，破血止痢。

疗阴阳毒，伤寒头痛，四季宜食。

治中风失音吐痰。

主伤风头脑风，通关格，及小儿风涎，为要药。

杵汁服，去心脏风热。

清头目，除风热。

利咽喉口齿诸病，治瘰疬疮疥，风瘙瘾疹。捣汁含漱，去舌胎语涩。挼叶塞鼻，止衄血。涂蜂螫蛇伤。

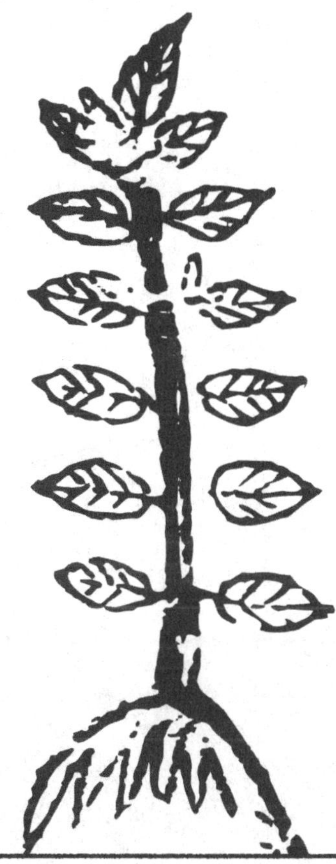

【发明】元素曰：薄荷辛凉，气味俱薄，浮而升，阳也。故能去高巅及皮肤风热。

时珍曰：薄荷入手太阴、足厥阴，辛能发散，凉能清利，专于消风散热，故头痛头风眼目咽喉口齿诸病，小儿惊热及瘰疬疮疥，为要药。戴原礼氏治猫咬，取其汁涂之有效，盖取其相制也。

陆农师曰：薄荷，猫之酒也。犬，虎之酒也。桑椹，鸠之酒也。茵草，鱼之酒也。昝殷《食医心镜》云：薄荷煎豉汤暖酒和饮，煎茶生食，并宜。盖菜之有益者也。

【附方】清上化痰：利咽膈，治风热。以薄荷末，炼蜜丸芡子大，每噙一丸。白砂糖和之亦可。

风气瘙痒：用大薄荷、蝉蜕等分，为末，每温酒调服一钱。

舌苔语蹇：薄荷自然汁，和白蜜、姜汁擦之。

眼弦赤烂：薄荷，以生姜汁浸一宿，晒干为末。每用一钱，沸汤泡洗。

瘰疬结核，或破未破：以新薄荷二斤（取汁），皂荚一挺（水浸去皮，捣取汁），同于银石器内熬膏。入连翘末半两，连白青皮、陈皮，黑牵牛（半生半炒），各一两，皂荚仁一两半，同捣和丸梧子大。每服三十丸，煎连翘汤下。

衄血不止：薄荷汁滴之。或以干者水煮，绵裹塞鼻。

血痢不止：薄荷叶煎汤常服。

水入耳中：薄荷汁滴入立效。

蜂虿螫伤：薄荷叶挼贴之。

火毒生疮：冬间向火，火气入内，两股生疮，汁水淋漓者。用薄荷煎汁频涂，立愈。

菊

【释名】节华、女节、女华、女茎、日精、更生、傅延年、治蔷、金蕊、阴成、周盈。

时珍曰：按陆佃《埤雅》云：菊本作蘜，从鞠。鞠，穷

也。《月令》：九月，菊有黄华。华事至此而穷尽，故谓之蘜。节华之名，亦取其应节候也。崔实《月令》云：女节、女华，菊华之名也。治蔷、日精，菊根之名也。《抱朴子》云：仙方所谓日精、更生、周盈，皆一菊而根茎花实之名异也。

颂曰：唐《天宝单方图》载白菊云：原生南阳山谷及田野中。颍川人呼为回蜂菊，汝南名茶苦蒿，上党及建安郡、顺政郡并名羊欢草，河内名地薇蒿。

【集解】时珍曰：菊之品凡百种，宿根自生，茎叶花色，品品不同。宋人刘蒙泉、范致能、史正志皆有《菊谱》，亦不能尽收也。其茎有株蔓紫赤青绿之殊，其叶有大小厚薄尖秃之异，其花有千叶单叶、有心无心、有子无子、黄白红紫、间色深浅、大小之别，其味有甘苦辛之辨，又有夏菊秋菊冬菊之分。大抵惟以单叶味甘者入药，《菊谱》所载甘菊、邓州黄、邓州白者是矣。甘菊始生于山野，今则人皆栽植之。其花细碎，品不甚高。蕊如蜂窠，中有细子，亦可捺种。嫩叶及花皆可炸食。白菊花稍大，味不甚甘，亦秋月采之。菊之无子者，谓之牡菊。烧灰撒地中，能死蛙黾。说出《周礼》。

▷花

【气味】苦，平，无毒。

时珍曰：《本经》言菊花味苦，《别录》言菊花味甘。诸家以甘者为菊，苦者为苦薏，惟取甘者入药。谨按：张华《博物志》，言菊有两种，苗花如一，惟味小异，苦者不中食。范致能《谱》序，言惟甘菊一种可食，仍入药饵。其余黄白二花，皆味苦，虽不可饵，皆可入药。其治头风，则白者尤良。据此二说则是菊类自有甘苦二种，食品须用甘菊，入药则诸菊皆可，但不得用野菊名苦薏者尔。故景焕《牧竖闲谈》云：真菊延龄，野菊泄人。正如黄精益寿、钩吻杀人之意。

之才曰：术及枸杞根、桑根白皮为之使。

【主治】诸风头眩肿痛，目欲脱，泪出，皮肤死肌，恶风湿痹。久服利血气，轻身耐老延年。

疗腰痛去来陶陶，除胸中烦热，安肠胃，利五脉，调四肢。

治头目风热，风旋倒地，脑骨疼痛，身上一切游风令消散，利血脉，并无所忌。

作枕明目，叶亦明目，生熟并可食。

养目血，去翳膜。

主肝气不足。

▷白菊

【气味】苦、辛，平，无毒。

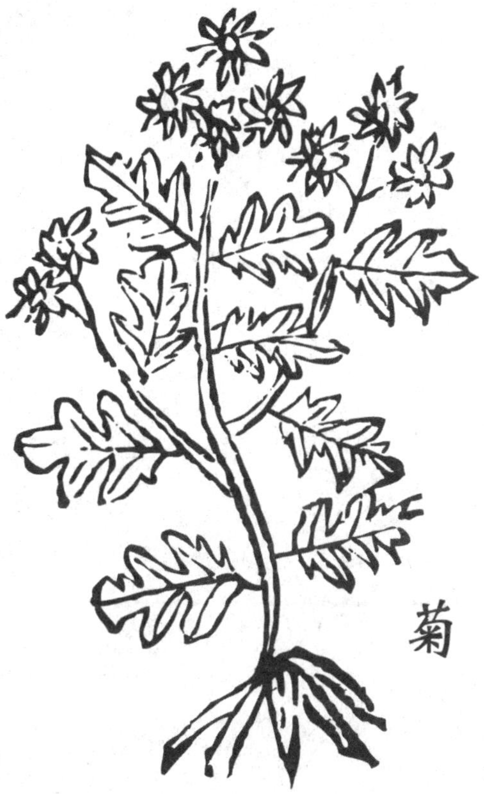
菊

【主治】风眩，能令头不白。

染髭发令黑。和巨胜、茯苓蜜丸服之，去风眩，变白不老，益颜色。

【附方】服食白菊：《太清灵宝方》引：九月九日白菊花二斤，茯苓一斤，并捣罗为末。每服二钱，温酒调下，日三服。或以炼过松脂和丸鸡子大，每服一丸。主头眩，久服令人好颜色不老。藏器曰：《抱朴子》言刘生丹法，用白菊汁、莲花汁、地血汁、樗汁，和丹蒸服也。

风热头痛：菊花、石膏、川芎各三钱，为末。每服一钱半，茶调下。

膝风疼痛：菊花、陈艾叶作护膝，久则自除也。

癍痘入目生翳障：用白菊花、谷精草、绿豆皮等分，为末。每用一钱，以干柿饼一枚，粟米泔一盏，同煮候泔尽，食柿，日食三枚。浅者五七日，远者半月，见效。

病后生翳：白菊花、蝉蜕等分，为散。每用二三钱，入蜜少许，水煎服。大人小儿皆宜，屡验。

疔肿垂死：菊花一握，捣汁一升，入口即活，此神验方也。冬月采根。

女人阴肿：甘菊苗捣烂煎汤，先熏后洗。

酒醉不醒：九月九日真菊花为末，饮服方寸匕。

眼目昏花：双美丸：用甘菊花一斤，红椒去目六两，为末，用新地黄汁和丸梧子大。每服五十丸，临卧茶清下。

艾

【释名】冰台、医草、黄草、艾蒿。

【集解】时珍曰：艾叶本草不着土产，但云生田野。宋时以汤阴复道者为佳，四明者图形。近代惟汤阴者谓之北艾，四明者谓之海艾。自成化以来，则以蕲州者为胜，用充方物，天下重之，谓之蕲艾。相传他处艾灸酒坛不能透，蕲艾一灸则直透彻，为异也。此草多生山原。二月宿根生苗成丛，其茎直生，白色，高四五尺。其叶四布，状

如蒿，分为五尖，丫上复有小尖，面青背白，有茸而柔厚。七八月叶间出穗如车前穗，细花，结实累累盈枝，中有细子，霜后始枯。皆以五月五日连茎刈取，曝干收叶。先君月池子讳言闻，尝着《蕲艾传》一卷。有赞云：产于山阳，采以端午。治病灸疾，功非小补。又宗懔《荆楚岁时记》云：五月五日鸡未鸣时，采艾似人形者揽而取之，收以灸病，甚验。是日采艾为人，悬于户上，可禳毒气。其茎干之，染麻油引火点灸炷，滋润灸疮，至愈不疼。亦可代蓍策，及作烛心。

▷叶

【修治】时珍曰：凡用艾叶，须用陈久者，治令细软，谓之熟艾。若生艾灸火，则伤人肌脉。故《孟子》云：七年之病，求三年之艾。拣取净叶，扬去尘屑，入石臼内木杵捣熟，罗去渣滓，取白者再捣，至柔烂如绵为度。用时焙燥，则灸火得力。入妇人丸散，须以熟艾，用醋煮干，捣成饼子，烘干再捣为末用。或以糯糊和作饼，及酒炒者，皆不佳。洪氏《容斋随笔》云：艾难着力，若入白茯苓三五片同碾，即时可作细末，亦一异也。

【气味】苦，微温，无毒。

恭曰：生寒；熟热。

元素曰：苦温，阴中之阳。

时珍曰：苦而辛，生温熟热，可升可降，阳也。入足太阴、厥阴、少阴之经。苦酒、香附为之使。

【主治】灸百病。可作煎，止吐血下痢，下部䘌疮，妇人漏血，利阴气，生肌肉，辟风寒，使人有子。作煎勿令见风。

捣汁服，止伤血，杀蛔虫。

主衄血、下血，脓血痢，水煮及丸散任用。

止崩血、肠痔血，搨金疮，止腹痛，安胎。苦酒作煎，治癣甚良。捣汁饮，治心腹一切冷气鬼气。

治带下，止霍乱转筋，痢后寒热。

治带脉为病，腹胀满，腰溶溶如坐水中。

温中、逐冷、除湿。

【发明】时珍曰：艾叶生则微苦太辛，熟则微辛太苦，生温熟热，纯阳也。可以取太阳真火，可以回垂绝元阳。服之则走三阴，而逐一切寒湿，转肃杀之气为融和。灸之则透诸经，而治百种病邪，起沉疴之人为康泰，其功亦大矣。苏恭言其生寒，苏颂言其有毒。一则见其能止诸血，一则见其热气上冲，遂谓其性寒有毒，误矣。盖不知血随气而行，气行则血散，热因久服致火上冲之故尔。夫药以治病，中病则止。若素有虚寒痼冷，妇人湿郁带漏之人，以艾和归、附诸药治其病，夫何不可？而乃妄意求嗣，服艾不辍，助以辛热，药性久偏，致使火躁，是谁之咎欤，于艾何尤？艾附丸治心腹少腹诸痛，调女人诸病，颇有深功。胶艾汤治虚痢，及妊娠产后下血，尤著奇效。老人丹田气弱，脐腹畏冷者，以熟艾入布袋兜其脐腹，妙不可言。寒湿脚气，亦宜以此夹入袜内。

【附方】伤寒时气，温病头痛，壮热脉盛：以干艾叶三升，水一斗，煮一升，顿服取汗。

妊娠伤寒壮热，赤斑变为黑斑，溺血：用艾叶如鸡子大，酒三升，煮二升半，分为二服。

中风口㖞：以苇筒长五寸，一头刺入耳内，四面以面密封，不透风，一头以艾灸之七壮。患右灸左，患左灸右。

脾胃冷痛：白艾末，沸汤服二钱。

蛔虫心痛如刺，口吐清水：白熟艾一升，水三升，煮一升服，吐虫出。或取生艾捣汁，五更食香脯一片，乃饮一升，当下虫出。

口吐清水：干蕲艾煎汤啜之。

霍乱洞下不止：以艾一把，水三升，煮一升，顿服。

诸痢久下：艾叶、陈皮等分，煎汤服之。亦可为末，酒煮烂饭和丸，每盐汤下二三十丸。

暴泄不止：陈艾一把，生姜一块，水煎热服。

误吞铜钱：艾蒿一把，水五升，煎一升，顿服便下。

诸虫蛇伤：艾灸数壮甚良。

风虫牙痛：化蜡少许，摊纸上，铺艾，以箸卷成筒，烧烟，随左右熏鼻，吸烟令满口，呵气，即疼止肿消。靳季谦病此月余，一试即愈。

▷实

【气味】苦、辛，暖，无毒。

【主治】明目，疗一切鬼气。

壮阳，助水脏腰膝，及暖子宫。

【发明】诜曰：艾子和干姜等分，为末，蜜丸梧子大。空心每服三十丸，以饭三五匙压之，日再服。治百恶气，其鬼神速走出。田野之人，与此甚相宜也。

大青

【释名】时珍曰：其茎叶皆深青，故名。

【集解】《别录》曰：大青三四月采茎，阴干。

弘景曰：今出东境及近道，紫茎长尺许，茎叶皆用。

时珍曰：处处有之。高二三尺，茎圆。叶长三四寸，面青背淡，对节而生。八月开小花，红色成簇。结青实大如椒颗，九月色赤。

▷茎叶

【气味】苦，大寒，无毒。
权曰：甘。
时珍曰：甘、微咸，不苦。
【主治】时气头痛，大热口疮。
除时行热毒，甚良。治温疫寒热。
治热毒风，心烦闷，渴疾口干，小儿身热疾风疹，及金石药毒。涂罯肿毒。
主热毒痢，黄疸、喉痹、丹毒。
【发明】时珍曰：大青气寒，味微苦咸，能解心胃热毒，不特治伤寒也。朱肱《活人书》，治伤寒发赤斑烦痛，有犀角大青汤、大青四物汤。故李象先《指掌赋》云：阳毒则狂斑烦乱，以大青、升麻，可回困笃。
【附方】喉风喉痹：大青叶捣汁灌之，取效止。
小儿口疮：大青十八铢，黄连十二铢，水三升，煮一升服。一日二服，以瘥为度。

麻黄

【释名】龙沙、卑相、卑盐。
时珍曰：诸名殊不可解。或云其味麻，其色黄，未审然否。张揖《广雅》云：龙沙，麻黄也。狗骨，麻黄根也。不知何以分别如此。
【集解】《别录》曰：麻黄生晋地及河东，立秋采茎，阴干令青。
弘景曰：今出青州、彭城、荥阳、中牟者为胜，色青而多沫。蜀中亦有，不好。
恭曰：郑州鹿台及关中沙苑河旁沙洲上最多。同州沙苑既多，其青、徐者亦不复用。
时珍曰：其根皮色黄赤，长者近尺。
▷茎
【修治】弘景曰：用之折去节根，水煮十余沸，以竹片掠去上沫。沫令人烦，根节能止汗故也。
【气味】苦，温，无毒。
时珍曰：麻黄微苦而辛，性热而轻扬。僧继洪云：中牟有麻黄之地，冬不积雪，为泄内阳也。故过用则泄真气。观此则性热可知矣。服麻黄自汗不止者，以冷水浸头发，仍用扑法即止。凡服麻黄药，须避风一日，不尔病复作也。凡用须佐以黄芩，则无赤眼之患。
之才曰：厚朴、白微为之使。恶辛夷、石韦。
【主治】中风伤寒头痛，温疟，发表出汗，去邪热气，止咳逆上气，除寒热，破症坚积聚。
主五脏邪气缓急，风胁痛，字乳余疾，止好唾，通腠理，解肌肤，泻邪恶气，消赤黑斑毒。不可多服，令人虚。
治身上毒风[疒需]痹，皮肉不仁，主壮热温疫，山岚瘴气。
通九窍，调血脉，开毛孔皮肤。
去营中寒邪，泄卫中风热。
散赤目肿痛，水肿风肿，产后血滞。
【附方】天行热病，初起一二日者：麻黄一大两去节，以水四升煮，去沫，取二升，去滓，着米一匙及豉，为稀粥。先以汤浴后，乃食粥，厚覆取汗，即愈。
尸咽痛痹，语声不出：麻黄以青布裹，烧烟筒中熏之。
产后腹痛及血下不尽：麻黄去节，为末，酒服方寸匕，一日二三服，血下尽即止。
心下悸病：半夏麻黄丸：用半夏、麻黄等分，末之，炼蜜丸小豆大。每饮服三丸，日三服。
▷根节
【气味】甘，平，无毒。
【主治】止汗，夏月杂粉扑之。
【发明】弘景曰：麻黄疗伤寒，解肌第一药。
颂曰：张仲景治伤寒，有麻黄汤及葛根汤、大小青龙汤，皆用麻黄。治肺痿上气，有射干麻黄汤、厚朴麻黄汤，皆大方也。
【附方】盗汗阴汗：麻黄根、牡蛎粉为末，扑之。

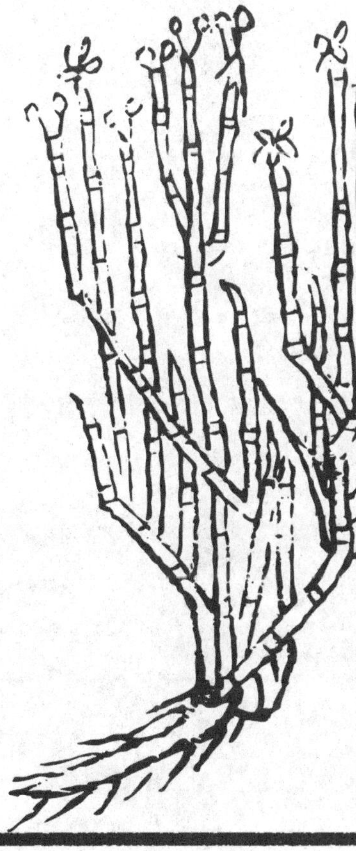
麻黄

盗汗不止：麻黄根、椒目等分，为末。每服一钱，无灰酒下。外以麻黄根、故蒲扇为末，扑之。
小儿盗汗：麻黄根三分，故蒲扇灰一分，为末。以乳服三分，日三服。仍以干姜三分同为末，三分扑之。
虚汗无度：麻黄根、黄耆等分，为末，飞面糊作丸梧子大。每用浮麦汤下百丸，以止为度。
产后虚汗：黄耆、当归各一两，麻黄根二两。每服一两，煎汤下。